식사가
잘못
됐습 실천편 2

ISHA GA OSHIERU SHOKUJIJUTSU 2 JISSEN BIBLE
by Zenji Makita

Copyright ⓒ 2019 Zenji Makita
Korean translation copyright ⓒ 2020 by THENAN CONTENTS GROUP
All rights reserved.

Original Japanese language edition published by Diamond, Inc.
Korean translation rights arranged with Diamond, Inc.
through BC Agency

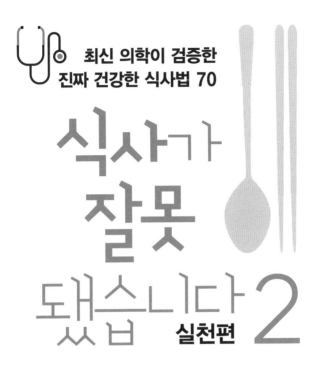

최신 의학이 검증한
진짜 건강한 식사법 70

식사가 잘못 됐습니다 2

실천편

마키타 젠지 지음 | 문혜원 옮김 | 강재헌 감수

THE NAN
더 난 콘 텐 츠

잘못된 식사를 멈추고
병 없이 건강하게 사는 법

경제협력개발기구(OECD) 보건통계에 따르면, 2017년 한국인 평균 기대 수명은 82.7년으로 OECD 평균(80.7년)보다 2년이나 더 길어, 우리나라는 세계적인 장수국 중 하나로 자리매김하고 있다. 하지만 한편으로는 65세 이상 인구 중 3가지 이상의 만성질환 보유율이 50퍼센트를 넘어서고 있어 '무병장수'가 아닌 '유병장수'의 시대로 돌입하고 있다.

신문, 방송, 인터넷, SNS 등 정보공급원이 다양화되고 확대되어 건강과 의료에 대한 정보가 넘쳐나고 있다. 하지만 문제는 이들 정보 중 옥석을 가리기가 매우 어렵고, 일부 잘못된 의학 정보들이 마치 검증된 사실인 것처럼 확산되고 있다는 사실이다.

대부분의 의사들이 공감할 만한
건강식의 허와 실

이 책은 건강한 식사, 건강관리, 건강검진 등에 대한 정보 중에서 잘못된 의학 정보의 허와 실을 밝히고, 무병장수의 지름길을 이해하기 쉽게 제시하고 있다. 흔히 잘못 알려진 식품 지식 중에서 저지방 식사가 몸에 좋다는 주장과 더불어 블루베리, 치아씨드, 카카오 등 넘쳐나는 슈퍼푸드의 허와 실에 대해 과학적인 근거를 바탕으로 설명하고 있다. 특히 '갈색으로 조작된 탄수화물에 주의하자', '단백질보충제를 부담 없이 마시면 안 된다', '수명은 유전보다 식사와 환경으로 정해진다'라는 내용에 대해서는 나 자신도 100퍼센트 동의하는 바이다.

대부분 밀가루로 구성되어 있으면서 통곡물이 조금 박혀있는 빵을 안심하고 먹은 탓에 혈당 조절이 안 되는 환자, 근육을 늘리기 위해 단백질보충제를 과다 섭취하여 신장 질환이 생긴 환자, 건강하지 못한 식습관으로 부모보다 먼저 세상을 떠날 위기에 처한 환자 등…. 나를 비롯한 대부분의 의사들이 이런 환자들을 진료실에서 흔히 만나고 있기 때문이다. 또한 건강 증진을 의해 해조류, 버섯, 콩류, 견과류를 챙겨 먹자는 권고에 대해서도 환자를 진료하는 의사로서 절실히 공감하게 된다.

의학적으로 최적의 식사법
올바른 식사법의 기준을 바로 세우기

이 책에는 혈당을 높이는 탄수화물 과잉 섭취 습관이 비만, 노화와 만성질환의 주범이라는 과학적인 근거들이 쉽게 설명되어 있고, 100세 장수를 위한 현명한 건강검진 방법에 대해서도 소개되어 있다. 일본의 보건의료 통계치나 검사 항목, 보건의료체계가 우리나라와는 일부 다르다는 점이 조금 아쉽기는 하지만, 전체적인 흐름으로는 우리나라의 질병 패턴 및 보건의료 상황과 크게 다르지 않다고 판단된다.

눈부신 의학의 발전 덕분에 20~30년 전에는 사실이었던 의학적인 권고나 정보가 이제는 더 이상 사실이 아닌 경우가 점차 많아지고 있다. 또한 상업적인 이유로 유포되고 있는 식품에 대한 잘못된 정보들이 걸러지지 않고 많은 이들을 현혹하고 있기도 하다. 이 책에서는 최신의 의학 연구 결과에 근거하여 많은 이들이 잘못 알고 있는 건강 상식을 파헤쳐보고, 질병 정보와 효과적인 건강검진 지침에 대해 일반인이 이해하기 쉽게 설명하고 있어 '유병장수'가 아닌 '무병장수'를 희망하는 많은 이들에게 이 책을 추천하는 바이다.

강재헌 강북삼성병원 가정의학과 교수

세상에 넘쳐흐르는
수상한 식사법의 진실

현재 우리는 사상 유례없이 고도로 정보화된 시대에 살고 있다. '건강을 위해 무엇을 먹어야 할까'라는 매우 중요한 테마에 대해서도 다양한 사람들이 자유롭게 발언한다. 물론 발언의 내용 중에는 가짜뉴스 같은 수상한 정보가 상당수 포함되어 있다. 지식이 없는데도 전문가인 척 잘못된 정보를 남발하는 사람도 있다. 이로 인해 진지하게 스스로와 가족의 건강을 염려하는 사람들도 혼란에 휩싸이게 된다.

하지만 끊임없이 흘러나오는 수상한 정보를 검증하고 바로잡는 일은 누구도 쉽사리 해낼 수가 없다. 허무맹랑한 거짓 정보에 홀라당 넘어갈지, 적재적소에 제대로 된 정보를 취할지 여부를 각자의 책임에 맡겨야 하는 시대다.

어쩌면 여러분이 아는 정보 중에도 잘못된 것들이 있을지도 모른다. 전형적인 수상한 정보의 예를 들어보면 다음과 같다.

'고기를 먹으면 심근경색이나 뇌경색 발병 위험이 높아진다.'
'당질제한으로 인해 수명이 짧아진다.'
'우리 몸에 당질제한은 체질적으로 안 맞다.'
'저지방 식사를 하는 쪽으로 신경 쓰면 오래 살 수 있다.'

이런 식의 정보들은 모두 최신 연구를 통해 사실과 다르다고 밝혀졌지만 이를 여전히 굳게 믿는 사람이 많다. 증거가 있다는 등 그럴싸해 보이는 말과 함께 자주 거론되기 때문이다.

또 이런 정보들의 특징은 의학 논문이 인용된다거나 데이터 수치를 구체적으로 제시한다는 점이다. 그러니 식품에 대한 지식을 어느 정도 갖춘 사람이라도 잘못 판단을 내리는 함정에 빠질 위험이 있다. 만일 논문 내용 자체가 이미 다른 연구를 통해 아니라고 밝혀졌거나, 데이터 자체에 신뢰하기 어려운 부정적인 요소가 숨어 있다면 어떻게 할 텐가?

잘못된 정보를 '증거'라는 매력적인 어휘로 교묘하게 숨긴 사례는 실제로 많다. 애초에 증거의 토대가 되는 논문은 최상위부터 최하위 레벨까지 다양한데 세계적으로 신뢰도가 높은 논문은 극히 일부에 불과하다. 또한 '비만의 원인은 칼로리가 높은 식사 때문이다'라는 이론은 여러 선진국에서 이미 과거의 잘못된 정보로 여긴다. 만약 여전히 이 잘못된 이론에 사로잡혀 있다면 정보 출처의 신뢰도를 다시 체크해보길 권한다.

자세한 내용은 본문에서도 다룰 예정이지만 여러분이 수상한 정보로 인해 옳지 않은 방법을 취했다면 그 이유는 크게 세 가지가 있다.

① 전문가들의 부족한 공부와 개인 사정

② 자본주의 사회의 기업 논리

③ 소비자 자신의 고정관념과 착각

이 세 가지 요소가 맞물려 많은 이들이 몸에 좋지 않은 식품을 먹는다.

'올바르다'고 하는 근거의 불확실성
전문가들의 조언에는 잘못된 점이 많다

의사, 영양사, 헬스 트레이너 등 사람들의 건강에 기여해야 할 사람들이 TV나 잡지, 인터넷에서 식사법에 관한 잘못된 정보를 아무렇지도 않게 거론한다. 아마도 악의는 없을 것이다. 그들은 자신이 올바른 정보를 전달한다고 생각하겠지만 문제는 이 '올바르다'의 근거가 취약하다는 점이다.

가령 의학 논문을 인용하여 정보를 전달할 때, 논문을 처음부터 끝까지 제대로 읽은 사람이 얼마나 될까? 제대로 된 전문 지식과 영어 실력을 갖추지 않으면 불가능하다. 그래서 잘못 해석할 때도 많고 실제 논문 내용과 동떨어진 이론을 전개할 때도 있다. 자신의 주장을 개진하는 데 유리한 내용에만 집중하고, 특정 내용을 확대 해석해서 소개하기도 한다. 정작 중요한 내용은 놓치면서 말이다.

실제로 최근 몇 년간 식사와 건강에 관련해 놀랄 만한 사실이 알려졌다. 이에 대해 신뢰도 높은 의학 논문에서 여러 연구 결과를 발표했다. 지금까지 상식으로 통했던 지식들이 차례차례 새롭게 밝혀지고 있다. 이 책에서는 그러한 최신 연구 결과를 자세하게 다룬다.

나는 현재 도쿄 긴자에서 당뇨병 전문 클리닉을 운영 중이다. 당뇨병 전문 내과의사는 심장 외과 의사만큼 폼이 나진 않는다. 하지만 나는 누구에게도 뒤지지 않을 만큼 공부한다. 자부심을 갖고 당당하게 말할 수 있다.

나는 평소 시간이 날 때마다 세상에 발표된 최신 의학 논문을 모조리 꼼꼼하게 읽는다. 이렇게 얻은 지식은 스스로 책임을 지고 환자 치료에 활용한다. 또한 나 역시 가장 권위있는 학술지 〈뉴잉글랜드의학저널(NEJM, New England Journal Of Medicine)〉, 〈사이언스(Science)〉, 〈란셋(The Lancet)〉 등에 제1저자로 논문을 게재했다.[1]

나는 미국 유학 중 최종당화산물(AGE, Advanced Glycation Endprodects)이라는 노화 촉진 물질 연구에 몰두했고, 불가능했던 혈중 AGE 측정에 성공했다. 이 연구 결과는 세계적으로 권위 있는 의학 잡지에 실렸다.

지금까지 임상 의사로서만이 아니라 대학에서도 의학 연구자로 오랜 세월을 보냈다. 이렇게 쌓은 경험을 살려 연이어 발표되는 논문의 레벨이나 가치를 정확히 판단하고자 노력 중이다. 이 책에는 신뢰할 만한 정보를 엄선하여 실었다.

식품 기업이 숨기고 싶어 하는 불리한 진실
건강과 상관없는 기업의 논리

식품과 건강에 관한 수상한 정보들은 오래전부터 있었다. 누가 말했는지 알 수 없는 '카더라'식 정보도 많다.

'ㅇㅇ에는 암 예방 효과가 있다.'

'××를 먹기만 해도 살이 빠진다.'

이러한 정보로 ㅇㅇ나 ××가 엄청나게 팔려 마트 진열대에서 좀처럼 보기 어려워진 적도 있다. 관련 식품 기업에 종사하는 사람은 큰돈을 벌었을 것이다.

이때 관련 식품이 실제로는 암 예방이나 다이어트에 효과가 없더라도 반박하거나 '불가능하다'는 증명이 어려운 관계로 수상한 정보는 그대로 방치된다. 사실이 아닐 것 같다고 느낀 소비자도 건강에 특별한 문제가 생기지 않는 한 불만을 제기하지 않기에 그대로 묻힌다.

하지만 '딱히 건강을 해치지 않는다'는 판단은 어디까지나 단기적인 관점에서 내린 평가다. 장기간 한 가지 식품이나 영양제만 섭취하면 무슨 일이 발생할지는 아무도 모른다. 게다가 세상에는 단기간이라도 되도록 먹지 말아야 할 식품이 많다. 그렇지만 식품 기업에 불리한 진실은 가려져 있다.

가령 보존료는 마치 소비자가 부패한 식품을 먹고 건강을 해치는 일이 없도록 보호해주는 것처럼 보인다. 하지만 식품 기업이 보존료를 넣는 가장 큰 이유는 재고 관리가 편리하기 때문이다. 기업에서는 한 번 만든 식품을 오랫동안 판매하고 싶기 때문에 소비자의 건강은 제쳐두고 보존료를 넣는다.

또한 소비자가 다시 먹고 싶은 마음으로 재구매할 만한 상품을 개발하고자 기업은 다양하게 머리를 쓴다. 그중 하나는 식품에 당질을 다량으로 사용해서 먹는 사람에게 일종의 중독 현상을 느끼게 만들어 해당 제품의 재구매율을 높이는 것이다. 이렇게 해서 많은 이들이 기업의 함정에 그대로 걸려든다. 물론 그렇다고 해서 식품 기업이 소비자가 병에 걸리는 상황을 의도하지는 않을 것이다. 그저 이익을 내기 위해 기업 논리를 밀어붙일 뿐이다.

밥을 부정하면 사람들은 감정적인 자세로 나온다
쉽게 바뀌지 않는 우리의 착각

우리가 살아가는 자본주의 사회는 자유롭고 근사한 면도 있다. 다만 진위를 확인하기 어려운 정보가 난무한다. 정보를 어떻게 해석할지는 스스로 책임지고 판단해야 한다. 건강을 지켜줄 식사에 대해 진지하게 고민해줄 사람은 여러분 자신밖에 없다.

소비자가 잘못된 착각에서 헤어나오지 못하는 태도는 건강에 큰 걸림돌이 된다. 인간의 사고에는 편견이 자리 잡고 있어 '내가 믿는 사실이 옳다'는 생각에 휩쓸리기 쉽다. 누구에게나 지금까지 믿었던 정보가 틀렸다고 인식하기란 괴롭다.

비만이나 당뇨병을 비롯한 생활습관병의 원인에 대해 '나쁜 것은 지방이 아니라 탄수화물이다'라고 설명하면 상당히 감정적으로 반응하는 사람이 있는 이유도 이 때문이다.

'우리는 밥을 먹어야 한다'든가 '고기나 지방은 되도록 먹지 말아야 한다'고 굳게 믿어온 사람에게 '사실은 정반대다'라고 말해도 좀처럼 받아들이지 못한다.

하지만 정말 건강을 위한 식사를 하고 싶다면 편견에서 자유로워져야 한다. 잘못된 습관을 당장 버리고 신뢰할 만한 정보를 택해 하루라도 빨리 건강에 좋은 음식을 섭취하려는 현명한 자세가 필요하다.

식품 지식을 이해하고 활용하는 능력이 필요해졌다

의학적으로 있을 수 없는 효용을 정확히 간파하자

건강하게 오래 살려면 세상에 난무하는 정보를 정확히 꿰뚫어보고, 냉정하게 대응해야 한다. 그래서 식품을 잘 이해하고 판단하는 능력을 키워야 한다. 이때 생화학 지식이 도움이 된다.

생화학은 체내에 있는 다양한 물질의 합성, 분해, 대사 메커니즘을 거북이 등껍질 같은 화학 구조식으로 풀어내는 학문이다. 나는 좋아하지만 여러분에게 생화학을 완벽히 공부하라고 말할 생각은 없다. 다만 감각적으로 판단하지 말고 생화학으로 입증할 수 있는지에 중점을 두길 바란다. 이를테면 다음과 같다.

현재 인기 있는 영양제에 콜라겐이 있다고 치자. 소비자로서는 영양제를 입으로 섭취하면 '피부에 탄력이 생기고 젊어질 것 같다'고 받아들일 가능성이 있다. 하지만 콜라겐을 섭취해서 피부에 효과가 있을 리 없다. 생화학이 입증한 사실이다. 왜냐하면 콜라겐은 소화·흡수 과정에서 아미노산으로 바뀐다. 콜라겐 상태로는 피부에 전달되지 못한다. 또 피부에 발라도 안으로 흡수되지 않는다. 만약 분자량이 작아 흡수된다고 해도 피부의 콜라겐으로 쓰이지 않는다. 콜라겐(단백질)은 모두 체내에서 합성되기 때문이다.

우리를 살찌게 하는 것은 지방이 아니라 탄수화물이라는 사실도 생화학을 알면 간단히 이해할 수 있다. 다만 많은 사람이 '지방을 섭취하면 살이 찐다'고 착각할 뿐이다.

이 책에서는 생화학을 기반으로 한 분석도 여러 차례 다룰 예정이다. 또 신뢰할 만한 최신 데이터와 임상 경험을 바탕으로 생각해낸 '최강의 식사법'을 소개하려고 한다.

연구×임상×데이터로 이끌어낸 의학적으로 올바른 식사

인류의 몸에 맞는 자연스러운 식사법이란?

나는 당뇨병 전문의로서 지금까지 20만 명 이상의 환자를 치료했으며 의학 연구자로도 활동을 계속해왔다. 연구자이자 임상의로 살아온 나의 강점은 생화학 지식과 최신 정보를 읽고 해석하는 능력은 물론 환자를 통해 얻은 방대한 실증 데이터를 획득했다는 점이다.

의료 분야에서는 사람에 따라 구체적인 치료법이 다르기 때문에 환자 한 명 한 명과 성심성의껏 마주해야 한다. 평균치를 도출한 통계 데이터를 적용해도 사람의 목숨은 구하기 어렵다.

지금껏 각각 다른 상태에 있는 환자들을 오랫동안 접해오면서 많이 배웠고 나의 연구도 점차 정밀도가 높아졌다. 머릿속 이론과 눈앞의 실제를 항상 비교해가며 정답을 모색해왔다고도 할 수 있다.

내가 생각하는 의학적으로 올바른 식사는 한 마디로 표현하면 인류의 DNA에 따른 자연스러운 식사다. 우리 몸에 있는 소화·흡수 메커니즘은 인류가 탄생했을 때부터 이어져왔고 지금도 그때와 다를 바가 없다. 우리의 선조는 250만 년 동안 10만 세대 이상이 수렵과 채집을 통해 살았고 그 후 농경을 익혔다. 농경이 시작되고 나서 약 600세대가 살았고, 산업혁명 이후에는 겨우 10세대가 살았다. 당연히 10만 세대 이상이 섭취해온 것과 동일한 식사가 우리 몸에 잘 맞지 않을까?

하지만 현대인의 식단은 농경 사회 이후 생긴 지 그리 오래되지 않은 식생활을 기본으로 한다. 그뿐 아니라 최근 10세대는 공업을 통해 만든 부자연스러운 음식을 대량으로 섭취한다. 나는 이러한 식습관이 다양한 병을 불러일으키는 근본적인 원인이라고 본다. 현대 사회에 접어들면서 생긴 패스트푸드, 과자, 편의점 음식은 건강에 좋지 않다.

농경 사회 이후의 식생활을 두고 '인류에 맞는 건강한 식사'라고 굳게 믿는 사람이 많다. 하지만 600세대와 10세대 사이에는 큰 차이가 없다. 어느 쪽도 최근이다. 중요한 점은 10만 세대에 걸쳐 이어진 식사가 어떠했는지 다시 살펴보는 일이다. 구체적으로 신석기 시대의 식사에 접근해야 한다.

물론 신석기 시대와 완전히 동일한 식사를 하기란 불가능하다. 다만 적어도 농경을 통해 얻은 탄수화물이나 산업 혁명 이후에 나오기 시작한 우리 몸에 맞지 않는 식품을 줄일 필요는 있다.

이러한 나의 지론은 이른바 연구를 통해 세운 가설이었지만 임상 현장에서 만난 환자들이 증명해주었다. 탄수화물과 부자연스러운 식품을 줄이면 건강해진다는 사실은 환자들의 데이터를 추적하면 정확히 알 수 있다.

식사법부터 검사·치료까지 총망라

최신 연구를 바탕으로 한 식사법

이 책에서는 독자들이 '의학적으로 올바른 식사법'을 익히도록 다음의 흐름에 따라 설명을 진행한다. 식품별 식사법부터 혈당치 관리법, 병의 조기 발견이나 적절한 치료에 대한 지식까지 담았다.

서장_더 이상 가짜 증거에 속지 말자

잘못된 식사 정보가 왜 퍼지는지, 진실이 왜곡되는 원인은 무엇인지, 우리가 마주해야 할 올바른 식사란 무엇인지 밝힌다.

제1장_근거 없는 소문을 정확히 꿰뚫어보자

세상에 넘쳐흐르는 정보, 식품과 관련된 '카더라'식 정보의 구체적인 사례를 들며 잘못된 부분을 짚어본다. 착각을 바로잡는 발판으로 삼을 수 있을 것이다.

제2장_우리는 탄수화물·단백질·지방을 오해하고 있다

과학적인 근거로 3대 영양소를 잘 섭취하는 법에 대해 설명한다. 탄수화물·지방·단백질을 어느 정도 먹어야 할지에 대해서는 기존의 사고방식을 뿌리째 바꿔야 할지도 모른다.

제3장_마트에 가서 아무거나 집어오지 말자

식품별로 가장 효과적인 식사법을 구체적으로 안내한다. 가능한 방법부터 실천해보길 바란다.

제4장_병은 음식에서 오고 음식으로 물리친다

건강 유지에 가장 중요한 지표가 될 혈당치를 마구 높이거나 떨어뜨리지 않는 방법, 식사를 통해 잘 관리하는 방법을 설명한다.

제5장_병원만 제때 잘 가도 100세까지 살 수 있다

아무리 조심해도 절대 병에 걸리지 않는 식사법은 없다는 전제로 생명에 지장을 주는 병을 조기 발견하는 법, 치료와 관련해 최신·최선의 방법을 소개한다. 진화를 거듭하는 의료에 대해 새로운 식견을 가질 수 있을 것이다.

이 책은 수많은 독자들이 지지해준 《식사가 잘못됐습니다》의 실천편이라고도 할 수 있다. 전편이 출간된 이후 '구체적으로 무엇을 어떻게 먹으면 좋을지' 질문하는 독자도 많았다. 그래서 자세한 식품별 식사법, 당장 실천할 수 있는 방법을 아낌없이 담은 형태로 이 책을 출간하게 되었다. 이 책을 읽고 식품을 깊게 이해하면 좋겠지만 실천 가능한 방법을 먼저 알고 싶다면 제3장부터 읽어도 괜찮다.

최신 지식을 원하는 사회인들이 읽을 만한 내용을 싣기 위해 전작이 출간된 후에 밝혀진 연구 데이터와 임상 내용을 토대로 객관적으로 유용한 식사법을 다뤘다. 감각에 기대 잘못된 정보를 선택하는 대신 '의학적으로 올바른 식사'를 알고 판단하는 능력을 꼭 익히기를 바란다.

| 차례 |

감수의 글　잘못된 식사를 멈추고 병 없이 건강하게 사는 법 · **4**

시작하며　세상에 넘쳐흐르는 수상한 식사법의 진실 · **7**

서장 더 이상 가짜 증거에 속지 말자

: 생화학 × 임상 데이터 × 의학 증거로 식품 상식을 높이는 법

여러분이 알고 있는 식품 지식, 정말 옳을까? · **30**

비만의 원인은 정말 지방일까? · **32**

우리가 당질을 끊지 못하는 이유 · **34**

생화학을 모르면 올바른 식사를 논할 수 없다 · **36**

생생한 데이터는 환자들이 매일 알려준다 · **39**

'증거'가 곧 '절대적인 지식'은 아니다 · **41**

몸에 '좋다'고 하는 논문도, '나쁘다'고 하는 논문도 있다 · **43**

증거의 신뢰도는 최상위부터 최하위까지 다양하다 · **47**

메타분석도 절대적이지 않다 · **50**

원주민의 몸은 왜 완벽에 가깝게 건강할까? · **51**

'포텐저의 고양이'가 시사하는 식품에 의한 퇴화 · **53**

우리가 원래 먹어야 할 식품이란? · **55**

제1장 근거 없는 소문을 정확히 꿰뚫어보자
: 잘못된 식품 정보 16

세상에 떠도는 거짓투성이 건강 정보 · 60

잘못된 정보 1 저지방은 몸에 좋다 · 62

잘못된 정보 2 하루에 30가지 식재료를 먹어라 · 63

잘못된 정보 3 감주나 절임 음식은 몸에 좋다 · 65

잘못된 정보 4 국간장이라면 염분이 별로 없을 것이다 · 66

잘못된 정보 5 건강을 위해 쉽게 마실 수 있는 식초를 마신다 · 68

잘못된 정보 6 혈액을 알칼리성으로 만들어주는 음식이 좋다 · 69

잘못된 정보 7 균형 잡힌 식사가 중요하다 · 70

잘못된 정보 8 초콜릿이나 견과류를 먹으면 여드름이 생긴다 · 71

잘못된 정보 9 ○○는 ××에 좋다 · 73

잘못된 정보 10 일식은 건강식이다 · 74

잘못된 정보 11 우유는 몸에 좋은 음료다 · 76

잘못된 정보 12 샤베트라면 괜찮다 · 78

잘못된 정보 13 슈퍼푸드가 최고다 · 79

잘못된 정보 14 한방약이나 천연 유래 성분은 안전하다 · 80

잘못된 정보 15 다이어트를 하면 근육이 손실된다 · 82

잘못된 정보 16 종합건강검진을 받고 있으니 괜찮다 · 84

제2장 우리는 탄수화물·단백질·지방을 오해하고 있다

: 인간의 몸에 꼭 맞는 3대 영양소별 식사법

본래 인간에게 필요한 식사법이란? · 88

3대 영양소란 무엇일까? · 89

균형 잡힌 식사의 기준이 애매하다 · 91

현대인에게 올바른 식사 균형 · 93

탄수화물

– 당질 섭취의 메커니즘 · 97

– 칼로리 제한은 의미가 없다고 결론 낸 의학 논문 · 99

– 많은 사람이 믿는 '칼로리설'의 허술함 · 102

– 지방을 먹어도 살찌지 않는 세 가지 이유 · 104

– 사람은 왜 살이 쉽게 찌고, 잘 안 빠지는 걸까? · 106

– 갈색으로 조작된 탄수화물에 주의하자 · 108

– 혈액이 끈적이는 현상의 원인도 탄수화물이다 · 110

– 인종과 상관없이 사망률을 높이는 탄수화물 · 111

지방

– 지방 섭취의 메커니즘 · 114

– 비만 대국 미국에서도 지방 섭취량은 적은 편이다 · 118

– 지방을 섭취하면 뇌졸중과 심근경색이 줄어든다 · 120

– 콜레스테롤은 필수라는 새로운 상식 · 123

단백질

– 단백질 섭취의 메커니즘 · 125

– 고기류는 총 중량 중 4분의 1이 단백질 · 128

– 단백질보충제를 부담 없이 마시면 안 된다 · 131

– 수치로도 드러난 무시무시한 단백질보충제 · 133

제3장 **마트에 가서 아무거나 집어오지 말자**

: 몸에 좋은 식품을 판별하고 섭취하는 법

자연스러운 식사법이 제일이다 · 138

음식에 대한 놀라운 연구 결과 · 139

요리할 필요도 없이 간편한 음식의 위험성 · 140

수명은 유전보다 식사와 환경으로 정해진다 · 141

실천하기 전에 알아둘 5대 영양소의 작용 · 144

고기류   ① 되도록 닭고기를 먹는다 · 147

           ② 소고기는 한 달에 한 번 정도로 먹자 · 150

           ③ 미국산 소고기는 되도록 피하자 · 152

           ④ 고기는 여러 부위를 골고루 먹는다 · 154

어패류   ⑤ 청어를 매일 먹는다 · 156

           ⑥ 우유보다 작은 생선을 먹는다 · 157

           ⑦ 어패류는 되도록 통째로 먹는다 · 158

           ⑧ 고등어·연어 통조림을 활용한다 · 160

           ⑨ 조개로 마그네슘을 섭취한다 · 161

달걀·생선알 ⑩ 제대로 된 달걀을 즐겨 먹는다 · 162

           ⑪ 생선알은 착색료를 주의한다 · 164

채소   ⑫ 채소는 하루에 350그램을 먹는다 · 166

           ⑬ 잎채소와 열매채소 위주로 먹는다 · 168

           ⑭ 헷갈리면 배추과 채소를 먹는다 · 169

           ⑮ 곁들여 나온 파슬리를 남기지 않는다 · 171

           ⑯ 제철 음식을 먹는다 · 173

           ⑰ 유기농·무농약 채소를 먹는다 · 174

해조류   ⑱ 혈압에는 매일 해조류를 먹는다 · 176

버섯   ⑲ 버섯은 많이 씻지 않는다 · 178

유제품   ⑳ 우유는 일부러 마시지 않아도 된다 · 180

   ㉑ 색이 연한 천연 치즈를 고른다 · 182

   ㉒ 요구르트는 식후에 먹는다 · 184

   ㉓ 빵은 버터를 발라 먹는다 · 186

콩류   ㉔ 콩을 달게 조리지 않는다 · 188

   ㉕ 대두 제품을 자주 먹는다 · 190

   ㉖ 낫토는 저녁에 먹는다 · 192

   ㉗ 안주는 풋콩을 고른다 · 194

   ㉘ 배가 고플 때 견과류를 먹는다 · 195

과일   ㉙ 과일은 공복 시에 먹지 않는다 · 198

유지   ㉚ 신뢰할 만한 올리브유를 쓴다 · 200

곡류   ㉛ 쌀밥보다 단백질을 먼저 먹는다 · 202

   ㉜ 식빵보다 크루아상을 고른다 · 204

   ㉝ 시리얼은 반드시 당질량을 확인한다 · 205

면류   ㉞ 라멘은 차슈 라멘으로 고른다 · 207

음료   ㉟ 커피는 하루에 4~5잔 마신다 · 209

   ㊱ 술은 일주일에 100그램까지만 · 211

조미료   ㊲ 고령자일수록 염분을 줄인다 · 214

제4장 병은 음식에서 오고 음식으로 물리친다
: 혈당치 조절부터 시작하는 진짜 건강법

흰쌀밥을 너무 많이 먹으면 단명한다 · 218

왜 지금 중국에서 당뇨병 환자가 급증하고 있을까? · 219

혈당치 관리가 건강 유지에 유효한 이유 · 220

식후 혈당치가 정말 중요하다 · 223

탄수화물을 줄이면 혈당치는 저절로 조절된다 · 224

    타입1. 비만에 가까운 사람 · 226

    타입2. 당뇨병에 걸렸거나 당뇨병 예비군인 사람 · 234

    타입3. 비만도 당뇨병도 없지만 건강하게 오래 살고 싶은 사람 · 237

㊳ 정크푸드는 처음부터 먹지 않는다 · 239

㊴ 의식적으로 천천히 먹는다 · 241

㊵ 고온 가열한 식품을 먹지 않는다 · 243

㊶ 차가운 파스타를 고른다 · 246

㊷ 해조류를 즐겨 먹는다 · 248

㊸ 식사 횟수를 늘린다 · 251

㊹ 긴장감은 혈당치를 높인다 · 253

제5장 병원만 제때 잘 가도 100세까지 살 수 있다
: 최신 의료 기술을 제대로 활용하는 법

'식사와 검사'로 100세까지 사는 기술 • 256

㊺ 종합건강검진으로는 부족하다 • 259
㊻ 오래 살기 위해 지성을 발휘한다 • 261
㊼ 의학을 믿어도 된다 • 263
*이렇게 예방·치료한다! 3대 사망 원인 ① 암 • 266
㊽ 남성은 폐암, 여성은 대장암이 급증 • 269
㊾ 폐 엑스레이를 찍어도 소용없다 • 271
㊿ 대변잠혈검사는 신뢰하지 않는다 • 273
(51) 대장 CT는 안전하고 부담도 적다 • 275
(52) 위장조영술은 도움이 안 된다 • 277
(53) 복부 초음파 검사는 믿을 수 없다 • 279
(54) 유방암이 걱정되면 유방 MRI 검사를 받아보자 • 281
(55) 전립선암은 종양표지자 검사로 파악한다 • 283
*이렇게 예방·치료한다! 3대 사망 원인 ② 심근경색 • 285
(56) 관상동맥 CT가 심근경색으로 인한 사망을 막는다 • 287
(57) 심근경색이 온 것을 알아차리지 못할 수 있다 • 289
(58) LDL 콜레스테롤 수치를 극적으로 낮추는 약이 나왔다 • 291
(59) 동맥경화를 고치는 약이 나왔다 • 293
*이렇게 예방·치료한다! 3대 사망 원인 ③ 뇌졸중 • 295
(60) MRI 검사는 막힌 혈관을 발견할 수 있다 • 297
(61) 지주막하출혈은 젊은 사람에게서 자주 보인다 • 299
*이렇게 예방·치료한다! ④ 치매 • 301

㉒ 깜박깜박 하는 일이 자주 있다면 • 304

㉓ 영양제를 고를 때야말로 똑똑하게 선택하자 • 306

㉔ 오래전부터 먹어왔지만 새로운 영양제로 재탄생한 간유 • 308

㉕ 비타민D는 암 예방 효과가 기대된다 • 310

㉖ 당뇨병은 우선 신뢰할 수 있는 의사를 선택하자 • 312

㉗ 통풍은 식사보다 체질과 관련이 있다 • 316

㉘ 빈혈은 스테인리스 냄비를 사용한 요리가 효과적이다 • 318

㉙ 아프지 않은 주사로 혈당치를 낮춘다 • 320

㉚ 얼굴 마시지는 주름을 늘린다 • 322

마치며 위험한 식품으로부터 스스로를 지키는 일 • 324

주 • 326

참고문헌 • 333

The Ultimate Guide to Developing Healthy Eating Habits

더 이상
가짜 증거에 속지 말자

생화학×임상 데이터×의학 증거로
식품 상식을 높이는 법

저마다 다른 전문가의 주장, 전혀 다른 증거
우리는 도대체 무엇을 믿어야 할까?
세상에 넘쳐흐르는 수상한 정보에 더 이상 휘둘리지 않는,
의학적으로 올바른 식품 교양이란?

여러분이 알고 있는 식품 지식, 정말 옳을까?

'먹으면 안 되는 것'부터 따져보자

현대 사회를 살아가는 우리가 건강을 위해 무엇을 먹어야 좋을지 생각할 때는 우선 '무엇을 먹으면 안 될까?'라는 분석이 필요하다. 그만큼 우리 주변을 가만히 살펴보면 입에 대서는 안 되는 식품이 넘쳐난다. 나는 '독버섯을 주의해야 한다', '썩은 음식을 먹으면 안 된다'와 같은 차원의 말을 할 생각은 없다. 우리가 마트나 편의점 선반에서 자주 보는 식품만 보더라도 여러분의 건강을 해치는 것들이 많다. 이 사실을 잘 알아두었으면 한다.

「시작하며」에서도 잠깐 이야기했지만 우리가 일상적으로 먹는 식품은 기업이 이익을 고려해서 만든다. 식품 산업이라는 말 그대로 우리가 먹는 식품이나 가공품을 생산·판매하는 사람들은 최대한의 이익을 얻고자 한다. 이 행위 자체를 비난할 생각은 없다. 다양한 비즈니스는 돈을 더 많이 벌기 위해 존재하니 말이다. 물론 무농약 야채와 같이 소비자의 건강을 생각해서 만들어진 식품도 있지만 식사가 산업이 된 이상 때때로 우선시 되는 것은 소비자의 건강보다 기업의 이익이라는 점을 잊지 말자.

거대한 식품 기업이 만들고자 하는 것은 소비자가 더 먹고 싶어져 여러 번 사 먹을 가능성이 높은 식품이다. 그들은 소비자가 반복해서 사 먹지 않고서는 견딜 수 없도록 과학적인 방법으로 가공을 시도한다.

가공식품 오염과 관련된 보도로 퓰리처상을 받은 〈뉴욕타임즈〉 기자 마이클 모스는 미국 전역에서 베스트셀러가 된 저서 《배신의 식탁》[2]에서 대형 식품 기업이 가공식품에 어떤 계략을 쓰는지를 폭로했다.

"식품 기업은 미각과 후각을 전문으로 하는 과학자들을 사내에서 중용하고 그들의 지식을 활용해 당분을 무수히 많은 방법으로 활용한다. 당은 식품이나 음료 맛에 거부할 수 없는 맛의 매력을 준다. 그뿐만이 아니다. 당을 첨가하면 도넛은 더 크게 부풀어 오르고 빵의 유효기간은 길어진다."[3]

이렇게 식품 기업은 여러 차례 구매할 수밖에 없는 '중독 환자'를 늘리고자 과학의 힘을 이용한다. 그중 가장 간단하면서도 효과적인 방법은 당질을 많이 사용하는 것이다. 하지만 미국에 있는 식품 관련 대기업 간부는 당질 중독의 폐해를 알면서도 이렇게 거짓말을 한다.

"우리가 성분에 대해 숨기는 것은 아무것도 없다. 소비자는 표시된 성분을 잘 확인한 후에 구입한다."[4]

중독 환자를 만들어놓고 '우리는 강제로 먹으라고 하지 않는다. 소비자가 기꺼이 살 뿐이다'라고 주장한다. 이는 미국에 한해서 일어나는 일이 아니다. 세계 어느 나라에서나 볼 수 있다.

비만의 원인은 정말 지방일까?

세계를 바꾼 미국발 거대한 거짓말

1955년에 제34대 미국 대통령 드와이트 아이젠하워는 재활 중 심근경색 발작을 일으켜 쓰러졌다. 다행히 목숨은 구했지만 인기 있던 현역 대통령의 중대사에 미국 전역은 떠들썩했다.

아이젠하워는 어릴 때부터 코카콜라를 즐겨 마셨다고 알려졌다. 제2차 세계대전에 참여했을 당시 캔 코카콜라 300만 개를 보내달라고 조지 마셜 육군 총참모장에게 요청했다는 일화가 있을 정도다. 이렇게 오랜 기간에 걸쳐 당질을 과다하게 섭취한 결과 혈관의 노화를 촉진해 심근경색을 유발한 것으로 예상되나 당시에는 잘못된 정보가 나갔다. '대통령에게 병이 생긴 원인은 지방에 있다'고 결론이 났고 국민들은 이를 그대로 믿을 수밖에 없었다.

당시 미국에서는 심근경색으로 목숨을 잃는 사람이 많았기에, 당질과 지질 중 어느 쪽에 원인이 있는지 논의가 이루어졌고 전문가 사이에서도 견해가 갈렸다. 그중에서도 지방이 나쁘다고 생각하는 파에 속한 장 마이어라는 영양학자는 다양한 재료와 아이젠하워의 사례를 연결 지어 자신에게 유리한 논리를 전개하는 데 성공했다.

당시 마이어의 연구 방법에 대한 지적은 《왜 우리는 살찌는가》[5] 등의 책에서도 이루어졌다.

"우리의 영웅인 아이젠하워 대통령마저 지방의 과다 섭취로 인해 쓰러졌다. 우리도 조심해야 한다."

수많은 국민은 이런 내용들을 마음에 새겼고 당질에 대한 경계심은 눈 녹듯 사라졌을 것이다. 이때부터 미국은 비만 대국, 심근경색 대국으로 더 이상 돌이킬 수 없는 발걸음을 떼기 시작했다고 볼 수 있다. 지금에 와서야 미국에서는 '당질이야말로 문제'라는 인식이 퍼지고 있다.

하지만 당질 섭취는 인식의 전환만으로 쉽게 줄이지 못한다. 왜냐하면 이미 많은 사람이 당질에 중독되었기 때문이다. 추후 자세히 설명하겠지만 당질은 혈당치를 좌우한다. 혈당치는 우리의 기분(유쾌·불쾌)에 직접적으로 관여한다. 혈당치가 올라가면 일시적으로 쾌감을 얻는 반면 크게 내려가면 기분이 안 좋아진다. 그러고는 기분을 더 좋게 하기 위해서 훨씬 많은 당질을 갈망하는 상태에 빠진다. 아마 아이젠하워는 자신도 모르게 이러한 상태를 반복해서 겪었을 테고 그렇기 때문에 '코카콜라를 보내달라'고 요청까지 했을 것이다.

현재 미국의 대다수 국민은 습관적으로 당질을 섭취한다. 미국뿐만이 아니다. 미국 문화를 동경해 적극적으로 받아들인 일본은 물론 정치적·종교적으로는 맞지 않더라도 식사만큼은 미국 식문화를 받아들인 중국이나 아랍의 여러 국가에서도 당질 섭취를 배운다.

우리가 당질을 끊지 못하는 이유
인류가 도망치지 못하는 중독 프로그램

우리의 몸 상태나 기분은 항상 일정하지 않다.

'왠지 찌뿌둣하다.'

'좀 전까지만 해도 괜찮았는데 갑자기 피곤하네.'

'잠이 부족한 것도 아닌데 너무 졸리다.'

이렇게 어딘가 몸 상태가 좋지 않다고 느낄 때 이런 증상에는 혈당치가 크게 관여하고 있을 확률이 높다.

우리는 혈당치가 올라가면 쾌감을 느끼고, 혈당치가 내려가면 불쾌해진다. 이렇게 보면 혈당치가 높은 상태가 좋아 보이겠지만 그렇지는 않다. 혈당치가 올라갈 때 느끼는 쾌감은 어디까지나 순간적이기 때문이다.

당질을 섭취하고 혈당치가 급상승하면 세로토닌이나 도파민이라고 하는 뇌내 물질이 분비되어 기분이 고조된다. 이때 최대로 고조되는 포인트를 '지복점(bliss point)'이라고 한다. 하지만 이렇게 느낀 행복은 오래 지속되지 않는다. 우리 몸은 너무 올라간 혈당치를 낮추도록 기능하기 때문에 이번에는 급격하게 내려가 저혈당 상태에 빠진다.

혈당치가 70을 내려가면 졸음, 나른함, 피로감, 두통 등 불쾌한 증상이 나타난다. 그렇게 되면 뇌는 '또 혈당치를 높여 기분을 좋게 해야지'라고 받아들여 실제로 먹는 행위를 통해 혈당치가 급상승하도록 스스로 유도한다. 그야말로 식품 기업이 의도한 대로 생각하고 행동하게 된다. 그들이 노리는 '강제적으로 먹고 마시는 대신 소비자가 스스로 사고 싶은 것을 산다'는 상황이 그대로 재현되는 셈이다.

게다가 당질 중독 상태에 빠지면 뇌의 만복중추(satiety center)에서 분비되는 렙틴(leptin)이란 호르몬이 효과를 발휘하지 못하게 된다(이러한 상태를 렙틴 저항성이라고 한다). 즉 포만감이 없어져 끊임없이 먹게 된다. 또한 이 렙틴은 '날씬해지는 호르몬'이라고도 불리는데, 렙틴이 효과를 제대로 발휘하지 못하면 '끊임없이 먹어서 살이 찌도록' 하는 신호가 나온다. 그렇게 되면 게을러지고, 운동을 해도 날씬해지기 어렵다. 당질을 계속 먹게 될 뿐만 아니라 운동 부족으로 비만 상태가 되는 악순환에 빠진다.

어째서 사람들은 이렇게도 쉽게 당질에 중독되는 걸까? 이를 알기 위해서는 인체의 메커니즘부터 살펴봐야 한다. 우리는 살기 위해서 에너지를 필요로 한다. 얌전히 잠만 잘 때도 에너지는 소비된다. 직접적으로 에너지를 산출하는 것은 당질이지만 농경을 알지 못했던 우리의 선조들은 쌀이나 밀가루 등 당질을 많이 함유한 식품을 쉽게 손에 넣을 수 없었다. 그래서 '기회가 되면 당질을 최대한 많이 섭취해둬야 한다'고 인식하게 되었다.

이처럼 기본적으로 인간의 몸은 당질을 좋아하고 중독에 빠지기 쉽게 구성되었다. 식품 기업은 이 점을 제대로 파고들었다. 단순히 '이 과자 계속 먹게 되네', '먹는 걸 끊을 수가 없어'라는 말로 끝낼 문제가 아니다. 추후 자세히 다루지만 당질 중독에 빠지면 비만이나 당뇨병을 비롯해 암, 심근경색, 뇌졸중, 치매 등 다양한 생활습관성 질환에 걸릴 확률이 높아지기 때문이다. 먼저 우리 현대인의 삶을 둘러싼 환경이 어떤지 인식할 필요가 있다.

생화학을 모르면 올바른 식사를 논할 수 없다
의학이나 영양학 외에 '대사'의 작용이 중요하다

두툼하고 붉은 살코기를 스테이크로 먹으면 울퉁불퉁한 근육질 몸으로 변할 것 같다. 하얀 비계가 듬뿍 들어간 돈가스를 먹으면 배에 지방이 붙을 것 같다. 청량음료는 액체라서 오줌으로 배출하면 되니까 비만으로 이어지진 않을 듯싶다. 모두 다 착각이다.

우리가 섭취한 식품은 몸 안에 들어오면 그 상태 그대로 존재하지 않는다. 소화·흡수 과정에서 분해되어 다른 물질과 합쳐지거나 서로 영향을 끼치며 입안에 들어올 때의 영양소와는 다른 물질로 생성된다.

아주 간단하게 예를 들면 X와 Y라는 영양소를 입 안에 넣을 때 X는 xxx로 분해되고 Y는 yyy로 분해될 뿐만 아니라 x와 y가 합쳐져

Z라는 새로운 물질이 체내에서 만들어진다. 이러한 작용을 '대사'라고 한다. 어떤 식사를 해야할지 생각할 때 대사는 빼놓을 수 없는 요소다. 그리고 대사에 대해 설명할 수 있는 학문이 바로 '생화학'이다. 나는 생화학을 매우 좋아하지만 대부분의 의사는 잘 알지 못하는 분야일 것이다.

거북이 등껍질 같은 화학 구조나 체내에서 일어나는 화학 반응을 착실하게 배워야 하는 생화학은 실제 환자를 진찰하는 임상과 관계없는 세계다. 대학에서 하는 강의도 지루하기 때문에 의학부 1학년 때 잠시 배우고는 완전히 잊어버리는 사람이 대부분이다. 그뿐만 아니라 유럽과 미국의 의학부(메디컬 스쿨)에서는 거의 강의조차 하지 않는다. 그럴 시간이 있다면 병원 현장에서 임상 경험을 쌓는 편이 낫다고 보는 것이다. 물론 의사에게 임상 경험은 상당히 중요하다. 나도 전문의로서 많은 환자를 치료하면서 성장했다.

그런데 생화학을 제대로 이해하지 못한 사람이 식사법에 대해 이렇다 할 의견을 낼 수 있을 리 없다. 의학적으로 올바른 식사법에 대해서 정확하게 조언하려면 생화학을 이해해야 한다. 하지만 실제로는 생화학 지식이 없어서 엉터리 해석을 하는 의사나 영양사가 수두룩해 여러분을 혼란에 빠트린다.

생화학 지식이 부족한 사람은 비만을 해소하려면 지방 섭취를 줄여야 한다고 호소한다. 그들은 아이젠하워의 심근경색이 지방 과다 섭취로 인해 생겼다고 결론 내렸던 사람들과 같은 수준에 머물러있다. 이미 미국에서 정정된 '칼로리 신화'에 아직도 사로잡혀 있다.

하지만 2008년 〈뉴잉글랜드의학저널〉에 게재된 연구 논문(제2장 '칼로리 제한은 의미가 없다고 결론 낸 의학 논문' 참조)은 비만과 칼로리가 관계없다고 밝혔다. 2017년에 〈란셋〉에 게재된 연구(서장 '메타 분석도 절대적이지 않다' 참조)도 마찬가지다. 이제는 의학적으로 최종 결론이 나온 상태다.

이 책에서 여러 번 다룰 예정이지만 현대인의 비만은 지방이 아니라 당질 과다 섭취에 원인이 있다. 입안에 넣은 지방은 그대로 몸에 들러붙지 않는다. 당질 섭취로 인해 혈중에 너무 많아진 포도당이 인슐린의 작용에 따라 중성지방으로 쌓인다. 이러한 현상은 생화학을 익힌 전문가라면 간단히 알 수 있다. 그러니 엄밀히 말해서 생화학을 모르는 사람은 식사에 대해 논하면 안 된다. '골다공증을 예방하려면 칼슘을 섭취하자'고 장려하는 영양사가 많다. 하지만 칼슘만 섭취한들 효과는 없다. 입으로 섭취한 칼슘은 뼈에 그대로 흡수되지 않기 때문이다. 칼슘은 활성형 비타민D가 있어야 비로소 뼈에 흡수된다. 생화학을 아는 의료 관계자라면 이런 사실까지 조언해줄 수 있다.

앞서 이야기한 대로 콜라겐 영양제를 먹는다고 피부가 좋아지지는 않는다. 단백질인 콜라겐은 소화·흡수과정에서 아미노산으로 바뀌어버린다. 콜라겐이 그 상태로 몸 안에서 활동하는 일은 있을 수 없다. 이 사실은 마시는 약으로 된 인슐린이 존재하지 않는 것을

식사가 잘못됐습니다 2

보면 이해하기 쉽다. '주사 대신 마시는 인슐린 약을 복용하고 싶다'
고 말하는 당뇨병 환자가 많은데 애초에 만들지도 못한다. 인슐린
도 단백질의 한 종류다. 인슐린을 입으로 마시면 소화·흡수 과정을
통해 아미노산으로 바뀌어 더 이상 인슐린이 아니게 된다.

생생한 데이터는 환자들이 매일 알려준다
생화학 × 임상 데이터로 알게 된 올바른 식품 지식

내가 홋카이도대학 의학부에 재학 중일 때는 물론, 미국 뉴욕에
있는 록펠러대학 의생화학 교실에서 유학할 때도, 내과 교수로 재
직한 후 병원을 운영하는 지금도 나는 모두가 싫어하는 지루한 생
화학을 적극적으로 공부하고 있다. 나의 연구 테마인 노화의 원인
물질 AGE는 생화학 중 당질 대사와 연관된 학문이었기 때문이다.
그래서 꽤나 엉뚱한 사람으로 취급받곤 했다.

하지만 생화학을 집중적으로 공부한 일은 내게 큰 재산이 되었
다. 내가 전문으로 하는 당뇨병 치료 분야에는 생화학 지식이 필수
다. 무엇을 어떻게 먹으면 몸 안에서 어떤 변화가 일어나는지를 먼
저 이해한 후에 환자에게 식사 지도를 해야 하기 때문이다. 하지만
현재 생화학 지식을 제대로 이해한 의사는 드물고 대부분은 아직
의학적으로 잘못된, 칼로리 제한법을 환자에게 권한다. 생화학적

고찰 없이 칼로리가 높은 식사가 혈당치를 높인다고 굳게 믿고 있을 터다.

그 결과 환자는 공복을 견뎌내고 좋아하는 술도 삼가면서 따분한 나날을 보내게 된다. 그런데도 조절에 실패해 신부전이나 실명과 같은 합병증으로 고생하게 되니 처참하다고 밖에 할 말이 없다.

내가 운영하는 병원에서는 '리브레(제4장 '식후 혈당치가 정말 중요하다' 참조)'라고 하는 최신 자동혈당계를 이용해 환자들의 혈당치를 잰다. 고통 없이 매우 간단한 방법으로 측정할 수 있어 환자는 식사를 할 때마다 부담 없이 임하는 듯하다. 그러고 나서 여러 가지 보고를 해준다.

"메밀국수는 혈당치를 급상승시키네요."

"돼지고기를 넣은 차슈 라멘을 먹으니 혈당치가 완만하게 올라갔어요."

"카레라이스를 먹으면 금세 혈당치가 올라가더군요."

"올리브유가 듬뿍 들어간 파스타는 의외로 괜찮았어요."

"현미도 안전한 게 아니더라고요. 혈당치 상승이 백미와 다를 바가 없었어요."

"과일 중 특히 바나나가 위험하네요."

"전날 밤, 와인을 마시며 식사했더니 공복 시 혈당치가 20이나 내려갔어요."

이처럼 나는 환자들이 알려준 정보를 생화학 지식과 대조해보며 확인한 후 다른 환자들과도 공유하며 진료한다. 치료는 환자 개개인에 맞춰 구체적으로 접근해야 비로소 성립된다. 이를 통해 얻은 생생한 정보 덕분에 나는 의사로서 크게 성장할 수 있었다. 또 환자들이 연달아 알려주는 막대한 데이터는 내가 생화학을 공부하며 배운 내용을 실제 상황을 통해 검증할 수 있게 해주기도 한다. 생화학 지식과 임상 현장에서 얻은 검증이 내 이론을 탄탄하게 뒷받침해준다. 나는 건강을 좌우하는 식사 내용에 대해 장 마이어처럼 탁상공론을 펼칠 생각은 없다.

내가 '현미도 메밀국수도 당질이니 많이 섭취해서는 안 된다'고 하면 "메밀국수는 건강식이잖아요", "옛날부터 먹어왔잖아요", "갈색 탄수화물은 살찌지 않는다고 들었어요" 하고 반드시 의문을 표시하는 사람이 있다. 하지만 이럴 때 나의 환자는 조용히 웃음을 짓는다. 무엇이든 당질은 줄이는 편이 좋다는 점을 스스로 혈당치를 재본 환자 자신이 가장 잘 알고 있기 때문이다.

'증거'가 곧 '절대적인 지식'은 아니다
연구가 증명한 범위는 사실 한정적이다

TV에서 'ㅇㅇ가 건강에 좋다'고 하면 ㅇㅇ에 속하는 식품, 이를테면 낫토, 코코아, 곤약 등이 그날로 마트 선반에서 사라진다. 확실히 낫토, 코코아, 곤약 등에는 우수한 성분이 들어있다. 하지만 이 것만 계속 먹는다고 건강이 좋아질까? 그렇지 않다는 사실을 여러 분도 충분히 잘 알고 있으리라 짐작한다.

사람은 알기 쉬운 것을 선호한다. '그 식품은 몸에 좋은가 나쁜가' 또는 '가장 좋은 것은 무엇인가?' 하는 식으로 단순한 답만 빨리 알 고 싶어한다. 이들의 특징을 잘 알고 있는 사람은 'ㅇㅇ가 좋대' 하 고 근거 없는 유행을 만들어낸다.

유행을 만드는 사람은 그럴듯한 포장에 능숙하다. 입에 착 달라 붙는 이름도 잘 지어내기 때문에 어느새 'ㅇㅇ 건강법'이 스스로 돌 아다니는 지경에 이른다. 이처럼 유행에 휩쓸리면 식사가 한쪽으로 치우쳐져 건강해지려고 한 일이 오히려 건강을 해치고 만다.

물론 대부분의 사람들이 한 가지 식품만 섭취하는 식사법에 쉽게 편승하진 않으리라 믿는다. 그런데 식품의학 상식적으로 '증거'라 는 말이 사용되는 경우에 종종 걱정스러운 상황이 있다. 모두들 쉽 게 증거를 입에 올리지만 진위가 애매한 것도 많다. 여기서 말하는 증거란 '의학적으로 증명됐다'는 뜻이다. 예를 들어 '특정 보건용 식 품'이라고 불리는 식품이 함유된 상품 광고에는 '혈압이 떨어진다', '지방이 분해되었다'는 내용의 문구가 데이터 자료와 함께 기재된 다. 증거가 있다고 호소하는 셈이다. 하지만 이 데이터는 어디까지 나 일부분이다. 거짓은 아니지만 모든 진실을 밝히지도 않았다.

물론 증거는 중요하다. 나도 증거를 매우 중요하게 생각한다. 여러분이 건강을 위해 무엇을 먹어야 할지 생각할 때 증거는 중요한 판단 재료가 된다. 다만 그 증거도 100퍼센트 옳지 않다. 의학적·과학적 연구는 한 가지 목적을 가지고 행해진다. 여기서 일정한 결론이 도출되지만 결론이 보여주는 것은 극히 일부분이다. 아무리 대단한 연구 결과라고 해도 모든 것에 적용되진 않는다. '증거'가 곧 '절대적인 진실'은 아니라는 사실을 염두에 두어야 한다.

몸에 '좋다'고 하는 논문도, '나쁘다'고 하는 논문도 있다
가장 중요한 것은 제대로 읽는 능력

대체로 'A가 옳다'는 연구 결과가 있으면 'A는 옳지 않다'고 하는 연구 결과도 반드시 있다. 연구자의 전문 분야에 따라 시점이나 생각이 다르기 때문이다. 식품으로 말하면 커피나 우유에 대해 긍정적인 결론을 낸 논문이 많은 반면 정반대의 결론에 도달한 논문도 찾아보면 얼마든지 있다.

식품 기업은 논문에서 이익에 도움이 되는 부분만 찾아 '증거가 있다'고 강조한다. 여기에 휘둘려 우왕좌왕하지 않으려면 연구 내용을 읽고 해석하는 능력이 필요하다. 표면적인 결론만 받아들이는 대신 자세히 읽고 해석하려면 그만큼 공부를 거듭해야 한다.

논문에서 중요한 부분은 마지막에 정리되어 있는 '디스커션

(discussion=고찰)'이다. 여기에는 단순히 연구 결과뿐만 아니라 이 연구 결과를 통해 연구자가 무엇을 공부했는지 쓰여 있다. 하지만 영어가 어려울 뿐만 아니라 전문 용어도 많아서 대부분의 의사들은 '초록(abstract=요지)'만 읽고 논문 내용을 파악했다고 여긴다.

나는 공신력 있는 논문을 읽을 때, 고찰 부분까지 모두 읽고 있다. 이 책에서는 '생화학 지식과 임상 경험'과 같이 흔들리지 않는 토대를 바탕으로 내가 가진 지식을 활용해 최신 자료를 읽고 해석한 내용을 다루고자 한다.

2011년 〈뉴잉글랜드의학저널〉에 어떤 논문이 실렸다.[6] 과거에 이뤄졌던 세 가지 연구를 정리해서 해석하고 결과를 도출한, 전형적인 '메타분석(스스로 실험을 하거나 임상 현장에서 조사하지 않고, 이미 누군가가 연구·발표한 여러 논문을 모아 각각 통계 처리를 하는 등 새로운 관점에서 분석할 때 사용하는 방법)' 방법으로 연구한 논문이다.

여기서 사용된 세 가지 연구 중 두 가지는 미국 여성 간호사들을 대상으로, 한 가지는 남성이면서 건강과 관련된 직업(트레이너 등)을 가진 이들을 대상으로 이루어졌다. 모두 당뇨병 등 만성질환이 없는 사람들이었다. 각 그룹별로 '4년간 라이프스타일이나 식단을 어떻게 바꿨는지, 체중은 어떻게 변화했는지' 조사했다. 조사 결과를 정리해서 발표한 자료가 그림 서장-1 그래프다.

이 그래프를 보면 감자칩을 많이 먹은 사람이 가장 두드러지게 살쪘다. 반대로 가장 날씬해진 그룹에 속한 사람들은 요구르트를

| 그림 서장-1 | 통곡물(Whole grains)을 현미나 메밀국수로 오독이 많았던 논문의 예

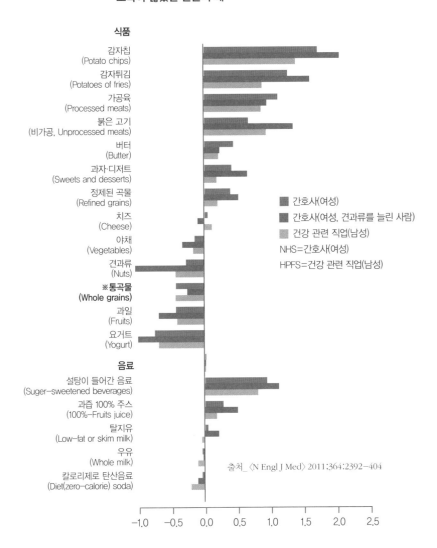

식품

감자칩
(Potato chips)
감자튀김
(Potatoes of fries)
가공육
(Processed meats)
붉은 고기
(비가공, Unprocessed meats)
버터
(Butter)
과자·디저트
(Sweets and desserts)
정제된 곡물
(Refined grains)
치즈
(Cheese)
야채
(Vegetables)
견과류
(Nuts)
※통곡물
(Whole grains)
과일
(Fruits)
요거트
(Yogurt)

■ 간호사(여성)
■ 간호사(여성, 견과류를 늘린 사람)
■ 건강 관련 직업(남성)
NHS=간호사(여성)
HPFS=건강 관련 직업(남성)

음료
설탕이 들어간 음료
(Suger-sweetened beverages)
과즙 100% 주스
(100%-Fruits juice)
탈지유
(Low-fat or skim milk)
우유
(Whole milk)
칼로리제로 탄산음료
(Diet(zero-calorie) soda)

출처_ 〈N Engl J Med〉 2011;364:2392-404

-1.0   -0.5   0.0   0.5   1.0   1.5   2.0   2.5

Weight Change Associated with Each Increased
Daily Serving, per 4-Year Period(ld)
(매일의 식단에 따른 4년간의 체중 변화)

많이 먹었다. 여성의 제2그룹에서 견과류를 늘린 사람은 특히 날씬해졌다.

결과는 쉽게 상상이 간다. 감자칩을 늘린 사람과 요구르트나 견과류를 늘린 사람은 건강에 대한 의식 자체가 전혀 다를 것이다. 이러한 논문을 읽을 때 특히 주의해야 할 점은 '통곡물(Whole grains)을 늘린 사람이 날씬해졌다'는 부분이다. 이것만 보고 통곡물 식품을 먹으면 살이 빠진다고 생각하면 안 된다. 통곡물을 늘린 사람은 아마도 다른 탄수화물을 줄였을 것이다.

'흰 빵보다 통곡물 빵이 몸에 더 좋겠지'라고 생각했을 뿐, 통곡물 빵을 추가한 것은 아니다. 즉 건강 의식이 높은 사람은 다른 식품 섭취도 주의했기 때문에 날씬해졌을 것이다. 통곡물의 식품을 먹어서 날씬해졌다기보다는 건강 의식이 높은 사람이 날씬해지는 셈이다. 내가 걱정하는 부분은 이 논문에 나오는 'Whole grains'을 '현미나 메밀국수'로 잘못 읽은 자료가 눈에 띈다는 점이다.

이 연구는 미국에서 실시되었다. 'Whole grains'은 대체로 통곡물 빵이나 파스타를 뜻한다. 과연 메밀국수를 많이 먹은 미국인이 있을까? 이처럼 〈뉴잉글랜드의학저널〉에 게재될 정도로 신뢰할 수 있는 논문이라도 잘못 읽으면 여러분을 혼란에 빠트리는 결과로 이어진다.

증거의 신뢰도는 최상위부터 최하위까지 다양하다

권위 있는 학술지는 70점, 일본당뇨병학회 학술지는 2점 이하

증거라는 것은 굳이 설명할 필요도 없이 우선 그 진위 여부가 중요하다. 어떤 상황에서 이루어진 연구인지, 연구 결과를 사람에게 적용해도 되는지 신중하게 검토해야 한다. 누군가를 비판하겠다는 뜻이 아니다. 한 가지 사례를 들어 설명해두고 싶은 일이 있다.

예전에 도호쿠대학 대학원 연구팀이 쥐 실험을 바탕으로 '당질을 계속 제한하면 노화가 빨라진다'고 결론을 내렸다.[7] 하지만 쥐는 사람이나 고양이와 달리 원래 곡물인 씨앗을 먹이로 삼아 사는 동물이다. 쥐에게 당질제한을 강요하면 당연히 건강에 문제가 생긴다. 곡물을 거의 먹지 못했던 선조들의 DNA를 물려받은 사람에게 쥐 실험 결과를 그대로 적용해 추론한 일 자체가 엉뚱하다. 하지만 TV 프로그램에서 이 실험 결과를 흥미롭게 다루는 바람에 많은 사람들이 잘못된 사실을 받아들이게 되었다.

또한 증거의 출처도 상당히 중요하다. 사실 의학 잡지와 같은 학술지는 권위와 공신력에 따라 다양하게 분포한다. 어떤 학술지에는 엉터리 정보만 가득한 경우도 많다. 현명한 독자 여러분이 흥미를 가질 만한 내용은 상위권에 속한 학술지에 실린 연구 논문뿐이다.

각 학술지가 지닌 영향력은 학술지에 실린 논문이 어느 정도 인용되었는가를 보고 알 수 있다. 이를 '임팩트 팩터'라고 하며, 정해진 계산 방법을 활용해 순위를 매긴다. 그림 서장-2에 2017년도 임팩트 팩터 순위를 실었으니 살펴보길 바란다.[8]

1위는 특수한 학술지이므로 이 책의 테마와 맞는 〈뉴잉글랜드의학저널〉, 〈란셋〉, 〈미국의학저널(JAMA, The Journal of the American Medical Association)〉, 〈네이처(Nature)〉, 〈사이언스〉를 가장 공신력 있는 학술지라고 받아들이면 된다. 뜻이 있는 연구자라면 누구라도 임팩트 팩터가 높은 학술지에 논문을 게재하고 싶어 한다. 이를 위해 밤낮 가리지 않고 거듭 노력한다. 앞에서 말했듯이 나는 미국 유학 중 AGE라는 노화 촉진 물질 연구에 몰두했고, 불가능하다고 여겨온 혈중 AGE 수치를 측정하는 데 성공했다. 당시의 연구 결과를 〈뉴잉글랜드의학저널〉, 〈사이언스〉, 〈란셋〉에 제1저자로 발표할 수 있었던 일은 지금도 자랑스럽게 생각한다.

참고로 임팩트 팩터에서 2위를 차지한 〈뉴잉글랜드의학저널〉의 점수는 70점을 뛰어넘는 반면 일본당뇨병학회 영문 학술지는 2점 이하였다(2015년). 논문도 '어느 의학지에 실리는지'에 따라 신용도가 달라진다. 어느 쪽을 신뢰해야 할지는 단번에 알 수 있다. 그러므로 권위 있는 학술지에 실렸던 '날씬해지려면 당질제한이 가장 효과적이다'라는 연구 성과는 신뢰할 만하다.

1위	CA:A Cancer Journal for Clinicians 28	244.585
2위	New England Journal of Medicine 332	79.258
3위	The Lancet	53.254
4위	Chemical Reviews	52.613
5위	Nature Reviews Materials	51.941
6위	Nature Reviews Drug Discovery	50.167
7위	Jama-Journal of The American Medical Association	47.661
8위	Nature Energy	46.859
9위	Nature Reviews Cancer	42.784
10위	Nature Reviews Immunology	41.982
11위	Nature	41.577
12위	Nature Reviews Genetics	41.465
13위	Science	41.058
14위	Chemical Society Reviews	40.182
15위	Nature Materials	39.235
16위	Nature Nanotechnology	37.490
17위	The Lancet Oncology	36.418
18위	Reviews of Modern Physics	36.367
19위	Nature Biotechnology	35.724
20위	Nature Reviews Molecular Cell Biology	35.612
21위	Nature Reviews Neuroscience	32.635
22위	Nature Medicine	32.621
23위	Nature Photonics	32.521
24위	Nature Reviews Microbiology 26	31.851
25위	Cell	31.398

출처_ 클래리베이트 애널리틱스(Clarivate Analytics, 본사: 미국)가 공표한
〈Journal Data(Filtered By: Selected JCR Year: 2017, Selected Editions)〉에서
상위 25위 잡지 및 임팩트 팩터 발췌

메타분석도 절대적이지 않다
통계 처리한 합성 데이터보다 'PURE'가 우수한 이유

최근 의학 잡지를 보면 앞에서도 다룬 '메타분석' 연구 방법으로 쓰인 논문이 늘어나는 추세다. 메타분석은 스스로 새로운 실험이나 조사 계획을 세우지 않고, 이미 누군가가 남긴 몇 가지 연구 성과를 더 높은 차원에서 분석한 것이다.

예를 들어 A, B, C와 별도로 발표된 논문을 합쳐 통계 처리를 하는 식이다. 이 방법에는 확실히 우수한 면도 있다. A에서는 300명, B에서는 200명, C에서는 400명의 데이터만 다뤘지만 메타분석으로 합치면 900명분을 분석 대상으로 삼을 수 있다. 하지만 각각의 연구가 이루어진 조건도 대상도 레벨도 다르기에 하나로 합쳐도 올바른 결과를 도출한다고 볼 수 없다.

그보다 내가 주목하는 논문은 '전향적 도시 농촌 역학(PURE, Prospective Urban Rural Epidemiology, 이하 PURE)'의 연구 논문이다. 이 논문은 캐나다대학과 인구건강연구소가 공동으로 실시하는 '대규모 역학 코호트 연구'로, 기존 방법으로는 불가능한 세계적 규모의 역학 조사를 한다. 조사 대상은 아시아까지 포함해 5대륙, 18개국(지역)으로 13만 명 이상이며, 미국과 유럽 같은 선진국뿐만 아니라 개발도상국도 포함한다(자세한 내용은 제2장 '인종과 상관없이 사망률을 높이는 탄수화물' 참조).

이런 연구가 가능했던 이유는 제약회사 등이 사회 공헌차 거액의 연구 자금을 제공했기 때문이다. 지금까지 했던 미국과 유럽 사람만 대상으로 한 연구 대신 세계 규모로 '지금까지 확실하지 않았던 식사법 등의 의학적 테마에 명확한 결론을 내리는 연구를 해보자'는 큰 목표를 세운 뒤 임상 역학 연구가 실시되었고, 획기적인 연구 성과를 연이어 권위 있는 학술지에 게재 중이다. 최근에도 PURE 연구를 통해 놀라우면서도 신뢰할 만한 결과가 계속 발표되고 있는데 이 책에서도 적극적으로 다룰 예정이다.

원주민의 몸은 왜 완벽에 가깝게 건강할까?

양치질을 하지 않는데도 충치가 없는 비결

우리는 어떤 식품을 먹어야 할까? 한마디로 말하자면 인류의 DNA에 잘 맞는 식품을 먹어야 한다. 현대인을 구성하는 몸은 신석기 시대에 생활한 선조와 크게 다르지 않다. 패스트푸드는 물론 다량의 백미나 빵, 면류, 과자, 청량 음료 등을 자연스레 받아들이도록 구성된 몸이 아니다. 이러한 점을 명확히 제시하는 몇 가지 귀중한 연구가 있다.

2010년에 《식생활과 신체의 퇴화》[9]라는 매우 흥미 깊은 번역서가 일본에 출간되었다(국내 미출간). 원서 《Nutrition and Physical

Degeneration》은 미국의 치과 의사 W.A. 프라이스 박사가 썼다. 그는 자신이 진찰한 환자의 충치나 불균형한 치열이 패스트푸드 등의 식생활에 원인이 있다고 추측했다. 이를 증명하기 위해 1930년 대부터 세계 14개국에 직접 방문해 그 지역만의 전통적인 식생활을 보내는 사람들과 같은 민족이어도 백인의 근대적인 식생활을 보내는 사람들의 구강 내 상태, 턱, 얼굴 형태, 전신의 건강 상태를 조사했다. 스위스 산골에 사는 사람들, 이누이트, 미국 원주민, 아보리지니, 메라네시아인, 폴리네시아인, 마오리인, 페루 고대 문명인 등 그 지역만의 전통식은 방문한 지역에 따라 제각각이었다.

예를 들어 스위스의 뢰첸탈 계곡에서는 무살균 우유, 치즈 등의 유제품, 호밀빵을 중심으로 고기와 야채를 약간 곁들여 먹었다. 최근 주목받고 있는 자연 방목한 소에서 짠 그래스페드(Grass-Fed) 우유와 유제품을 대량으로 섭취한 것이다. 이누이트는 생선과 생선 알, 바다표범의 지방 등이 주식이며, 마사이족은 식물에서 유래된 식품 대신 오로지 동물의 고기, 혈액, 우유만을 먹었다. 각 지역에 따라 전통적인 식사가 달랐지만 대부분 동물성 유지를 있는 그대로의 상태에서 먹는다는 특징은 주목할 만하다.

또 한 가지 공통점이 있었다. 전통식을 먹는 사람들은 완벽에 가까운 건강한 몸과 고른 치아를 가지고 있었다. 양치질을 하지 않아도 충치가 없었고 고르지 못한 치열이나 부정교합은 거의 없었다.

한편 문명이 유입되거나 이주를 통해 백인의 근대적 식생활로 식단을 바꾼 사람들에게서는 공통적인 문제가 드러났다. 치열이 고르지 않았고 얼굴 형태가 온전하지 않은 어린이가 많이 태어났다. 그들은 상업 활동을 통해 얻게 된 설탕, 도정한 곡물, 통조림, 살균 우유, 가공한 유지류를 많이 섭취했고 제1세대에서도 충치나 여러 감염증이 보였다. 제2세대 이후가 되면 얼굴을 포함한 골격이 온전하지 않아 면역력도 저하되는 심각한 퇴화 현상을 보였다.

'포텐저의 고양이'가 시사하는 식품에 의한 퇴화
몸에 맞지 않는 식품이 질환을 만든다

'포텐저의 고양이'라고 불리는, 오래되었지만 많은 것을 시사하는 연구가 있다.[10] 캘리포니아에 있던 결핵 연구소에서 근무한 프란시스 포텐저 박사는 연구를 위해 고양이의 부신을 절제했다. 이때 수술 중에 죽은 고양이와 살아남은 고양이가 있어서 신기하게 여겼고 그 차이가 어디에 있는지 관찰했다.

박사는 관찰을 통해 살아있는 먹이를 받았던 고양이가 생명력이 더 강하다는 사실을 발견했다. 그 후 1932년부터 10년에 걸쳐 900마리 이상의 고양이를 그룹별로 나눈 후 각 그룹에 적절하다고 생각되는 먹이와 그렇지 않은 먹이를 주고 관찰을 이어나갔다.

연구 결과 생고기와 생우유를 먹은 고양이들은 전신의 골격도 튼튼하고 입천장도 크며 고른 치열을 가졌다. 털에서도 윤기가 났으며 기생충이 적었고, 번식도 왕성한 데다 온순한 성질을 가졌다. 반면 조리된 고기나 살균 우유를 먹은 고양이는 번식이 들쭉날쭉했고 몸에서 퇴화가 일어났다. 특히 연유나 설탕이 함유된 연유를 먹은 고양이의 퇴화가 빨랐으며, 건조된 사료와 목초를 먹은 그룹에서는 뼈의 병인 구루병이 많이 나타났고 수컷인 새끼고양이가 빨리 죽었다.

퇴화는 대를 잇는 데 악영향을 끼치며 뼈가 약해져 칼슘과 인 성분이 줄어든다. 그 외에도 시력 저하, 심근 질환, 갑상선 질환, 간장 질환, 난소·고환 질환 등 다양한 질환이 다발적으로 발생했다. 게다가 정신 질환을 보이며 성격도 달라졌다. 수컷 고양이는 얌전해진 반면 암컷 고양이는 난폭해졌다고 한다.

결함 식품을 먹은 고양이의 3세대는 피부병이나 알레르기가 많이 발생해(정상적인 고양이라면 5%에 그치지만 90% 이상 발생) 6개월 이상 살지도 못했다. 또 3세대 수컷은 무정자증이 되었거나 새끼고양이를 밴다 해도 제대로 태어나지 못했기 때문에 4세대가 생기지 않았다. 포텐저 박사는 퇴화한 고양이를 원래대로 되돌리기 위해 생고기와 생우유를 먹이로 준 결과, 정상적인 새끼 고양이가 태어나기까지 4세대를 거쳐야만 했다고 한다. 왜 이런 일이 발생했을까?

고양이는 원래 야생 동물이다. 사람을 통해 가열 조리된 음식 등을 먹는 동물이 아니다. 고양이의 DNA는 생식에 적합하며 이를 바꿔서는 안 된다. 하지만 지금은 반려동물인 고양이에게 빵을 주어 병에 걸리게 하는 사례가 늘고 있다. 반려동물에게만 해당되는 일이 아닐지도 모른다. '참을성이 없는 어린이(어른도 마찬가지다)가 늘었다'는 점은 많은 사람들이 인식하고 있을 것이다. 또 알레르기로 고생하는 사람도 급격하게 늘어났다. 이러한 증상은 평소의 식사와 큰 관련이 있다고 생각해도 좋지 않을까?

우리가 원래 먹어야 할 식품이란?

몸이 원하는 영양소와 현대인의 식사는 완전히 어긋난 상태

미국의 생물학자 대니얼 리버먼은 저서 《우리 몸 연대기》[11]에서 '진화적 불일치'라는 개념을 서술한다. 진화적 불일치란 우리가 '좋은 방향으로 앞서간 일이 바람직하지 않은 결과를 가져오는 것'을 뜻한다.

인류는 도구를 만들어 불을 사용하게 되었을 뿐만 아니라 다양한 면에서 극적으로 진화를 이뤄왔다. 덕분에 식재료를 대량생산하는 데 성공했고 많은 사람들이 기아에서 해방되었다. 굉장한 일이지만 이러한 환경 변화가 우리 몸의 본래 시스템과 맞지 않기 때문에 여러 병이 생긴다고 리버먼은 지적한다.

나는 당뇨병 전문의로서 오랫동안 많은 환자들을 진료해왔다. 국내외 최신 연구 논문도 꾸준히 읽었다. 그동안의 경험으로 리버먼의 지적이 틀리지 않다고 확신한다. 나는 인류의 진화를 부정할 생각은 없다. 의료 분야도 계속 발전하고 있고 과거에는 구하지 못했던 생명을 구할 수 있게 되었다. 분명 좋은 변화다. 다만 식사에 관해서는 진화가 무조건 옳다고 할 수 없다.

우리의 몸에는 머나먼 선조 때부터 새겨진 메커니즘이 있어 여기에서 벗어날 수 없다. 하지만 농경을 터득하는 진화를 이뤄낸 덕에 당질을 과다 섭취하기 시작했고 우리 몸에 부조화가 일어났다. 건강하게 오래 살기 위한 필수 식사법으로 나는 일찍이 '당질제한'을 추천해왔다. 이에 대해 마치 한때 유행하고 사라지는 'ㅇㅇ 건강법'과 같이 취급하며 반대하는 사람도 있다.

하지만 생각해보자. 인류의 DNA가 완성된 시기의 식사는 당질제한 그 자체였다. 당질제한은 엉뚱한 아이디어가 아니라 지극히 논리적으로 인간이 갖춰야 할 모습을 말해준다.

유인원과 같은 인류의 선조가 탄생한 지 약 600만 년, 인류가 탄생한 지 250만 년이라는 긴 역사 속에서 당질을 꾸준히 먹을 수 있게 된 시기는 농경이 시작된 약 1만 년 전부터다. 하물며 당질을 대량으로 섭취하게 된 시기는 이제 겨우 몇십 년 전부터다. 참고로 탄수화물에는 당질 외에 소화되지 않는 식이섬유가 약간 들어있지만 밥이나 빵, 메밀국수는 거의 당질이기 때문에 이 책에서 당질이라고 표현한 부분은 탄수화물이나 마찬가지다. 탄수화물이라고 표기된 부분도 당질로 보면 된다.

결국 농경 기술이 발전함에 따라 식품 기업이 진화의 신과 같은 존재로 등장했고 많은 사람들이 당질 중독에 빠져 입맛이 변해버렸다. 우리 모두는 현재 정상적이지 않은 상황에 놓여있다는 점을 인식할 필요가 있다.

물론 진화를 후퇴시킬 수는 없다. 나는 과거로 돌아가길 바라진 않는다. 진화를 받아들이고 누리며 인생을 마음껏 즐기자. 다만 진화한 세계에서는 본질을 꿰뚫고 대응하는 능력이 필요하다는 점을 잊지 말자. 진화는 심각한 부조화도 동반한다. 이제부터 대응할 능력을 어떻게 키울지 다음 장부터 함께 살펴보고 생각해보자.

The Ultimate Guide to
Developing Healthy Eating Habits

제1장

근거 없는 소문을
정확히 꿰뚫어보자

잘못된 식품 정보 16

식품 기업 사정이나 소비자의 착각으로 인해
세상에는 근거 없는 건강 정보가 난무한다.
잘못 알고 있는 대표적인 정보들을 짚어보며
식품을 정확히 이해하고 적절히 활용하는 능력을 키우자.

세상에 떠도는 거짓투성이 건강 정보
_ 속으면서도 몰랐던 잘못된 식품 상식

건강하게 오래 살기 위한 식사법을 궁금해하는 사람들이 늘어날수록 어디선가 수상한 거짓 정보가 제멋대로 흘러나와 그들을 잘못된 방향으로 유도한다. 어쩌면 지금 여러분도 몇 가지 잘못된 정보들을 진실로 여기고 있을지도 모른다.

다른 면에서는 이성적이고 지적인 사람이라도 거짓 정보에 홀리는 이유를 몇 가지 추측해볼 수 있다. 그중 하나로 건강하게 살고 싶어하는 사람들의 절박한 마음에 들러붙어 자신의 이익을 추구하고자 진실을 부정하는 이들이 있다는 점을 꼽을 수 있다. 주로 기업과 소비자 사이에 벌어지는 일이다.

예를 들어 A라는 식품이 세 가지 영양소 B, C, D를 함유하고 있다. 그중 C에 혈압을 낮추는 효능이 약간 있다고 가정해보자. 이때 C의 효능이 지극히 미미해도, C와 함께 섭취하게 되는 B나 D에 무언가 안 좋은 성분이 있어도 C만 강조하며 'A는 굉장한 식품이다. 혈압이 걱정된다면 잘 챙겨 먹어야 한다'라고 광고하는 사례가 꽤 많다. 물론 소비자들이 이런 말에 현혹되지 않는 지혜도 필요하다. 스스로 생각해보고 과학적인 사실인지 따져보길 권한다.

'○○는 몸에 좋을까 나쁠까.'

오로지 몸에 좋은지 나쁜지가 궁금하기에 어디서 누가 '정말 좋다'고 하면 검증도 하지 않고 달려든다. 새로운 정보를 얻기만 원하는 한편 일단 잘못된 착각에 빠지면 좀처럼 헤어나오지 못한다. 일례로 고기를 먹으면 살이 찐다는 이유로 되도록 먹지 않으려고 노력한다.

이 장에서는 이 같은 잘못된 식품 상식을 다루려고 한다. 다만 여기서 거론하는 식품 정보는 극히 한정적이고 일부분에 불과하다. 책 내용을 바탕으로 다양한 식품 상식에 대해 스스로 생각하며 검토해보길 바란다.

잘못된 정보 1 · 저지방은 몸에 좋다

착각의 원인: 선입관에서 빠져나오지 못한다

◉ 지방 때문에 살이 찌지는 않는다 ◉

여러 차례 설명해도 사람들이 좀처럼 받아들이지 못하는 사실은 살찌는 원인이 지방을 과다 섭취하는 데 있지 않다는 점이다. 살이 찌는 이유는 지방이 아니라 밥이나 빵으로 대표되는 당질과 관련 있다(자세한 내용은 제2장 참고).

전문가를 포함해서 아직도 많은 사람이 '칼로리가 높은 식품 때문에 살이 찐다'라는 거짓 정보를 굳게 믿으며, 칼로리가 높은 지방을 나쁘게만 여긴다. 이는 잘못된 정보다. 아무리 지방 섭취를 자제해도 살은 빠지지 않는다. 오히려 지질 부족으로 건강을 해칠 수 있다. 저지방은 먹어서 몸에 좋을 것이 없다. 이제는 잘못된 선입관에서 벗어나야 한다.

사실 식사와 건강 관계에 대해 여러분이 가진 선입관을 뒤엎을 만한 연구가 대규모로 진행 중이다. 본 책에서도 자세히 다루지만 권위 있는 정기 간행물을 보면 깜짝 놀랄 만한 최신 정보가 연달아 게재되고 있다. 당연히 연구마다 세부적인 결과는 다르지만, 전반적으로 살펴보면 '고기를 먹어야 오래 산다'고 말한다. 일본인을 대상으로 한 조사에서도 고기를 먹는 사람들에게서 심근경색이나 뇌졸중이 덜 발생했다고 밝혀졌다.

예전에는 지방이 많은 고기를 먹으면 뇌졸중 발생 위험이 높아진 다는 말이 있었으나 이제는 설 자리를 잃었다. 다만 모든 사람에게 모든 고기가 좋다고 할 수는 없다. 추후 자세히 설명하지만 '소고기 를 먹으면 대장암 발생 위험이 커진다'는 보고가 있고 특히 여성에 게서 그 경향이 뚜렷해진다고 한다.

최신 정보를 접하고 자신을 파악하여 현명하게 대처하는 일은 사 회인을 비롯한 현대인이 갖출 필수 덕목이다. 늘 제자리에만 머물 러 있는 대신 적극적으로 변화를 추구하자.

잘못된 정보 2 • 하루에 30가지 식재료를 먹어라

착각의 원인: 은근슬쩍 바뀌는 기준을 모른다

◉ 보건 당국의 기준도 이미 철회됐다 ◉

'영양에 대한 구체적인 지식을 몰라도, 식재료를 다양하게 섭취 하면 자연스럽게 균형 잡힌 식사를 하게 된다.'

하루에 30가지 식재료를 먹자는 문구가 1985년 보건 당국이 작 성한 '건강한 몸을 위한 식생활 지침'에 등장했고 한동안 이를 장려 하는 분위기가 있었다. 하지만 이 문구는 2000년에 접어들 무렵 삭 제되었다. '하루에 30가지 식재료'라는 표현은 사라지고 지금은 '주 식·주 반찬·부 반찬으로 균형 잡힌 식사를'과 같이 애매한 문장으로 바뀌었다. 왜 그럴까? 실은 하루에 30가지 식재료를 열심히 먹으면 과식을 하게 되고 결국 비만이나 생활습관병을 초래한다는 사실을 알게 되었기 때문이다.

바쁜 현대인이 하루에 30가지 식재료를 먹기란 상당히 힘들다. 그런 상황에서 정부의 지침대로 무리해서 노력하던 중 스트레스가 쌓여 결국 비만으로 이어진다면 정말 어처구니없는 일이 되고 만다. 하지만 아직도 많은 사람이 문구가 변경된 줄도 모르고 여전히 옛날 상식에 맞춰 하루에 30가지 식재료를 먹으려고 노력한다. 이에 대해 한 남성은 다음과 같이 당당하게 말했다.

"저는 매일 되도록 다양한 채소가 들어간 주스를 마셔요. 이렇게만 해도 식재료 10가지는 채울 수 있으니까요."

하지만 그 주스에는 많은 당질이 함유되어 있을 것이다. 단언컨대 마시지 않는 편이 낫다. 애초에 우리는 그렇게 많은 음식을 먹을 필요가 없다.

이 책에서 여러 차례 반복해서 주장하는 내용은 '우리의 소화·흡수 시스템은 아득히 먼 옛날 선조들이 탄생했을 때 이미 완벽하게 완성되었다'는 점이다. 신석기시대에 살았던 사람들의 식생활에 들어맞는 시스템을 갖춘 우리가 하루에 30가지 품목이나 먹으면 오히려 몸에 부담이 간다.

착각의 원인: 발효식품을 무조건 추켜세운다

⊙ 많이 먹으면 오히려 역효과가 난다 ⊙

'발효식품이 건강에 좋다'는 인식이 퍼지고 있다. '발효'란 효모나 세균 등의 미생물이 유기물을 분해하는 과정을 뜻한다. 세계 곳곳에는 다양한 발효 식품이 있는데 오래전부터 사람들의 건강에 기여해온 건 사실이다. 하지만 발효 식품이라면 무엇이든지 좋다고 보기는 어렵다. 오히려 무턱대고 먹으면 당질 과잉, 염분 과잉 상태에 빠지기 쉽다.

예를 들어 '마시는 수액'이라고 불리며 최근 많이들 마시는 감주를 생각해보자. 감주는 쌀에 누룩과 수분을 넣고 발효시켜 만든다. 익힌 쌀이나 죽을 원료로 더욱 간편하게 만드는 사람도 있다. 어느쪽이든 주원료는 쌀이다. 쌀과 누룩 외에 물만 들어가고 설탕은 넣지 않는데 왜 단맛이 날까. 그 이유는 누룩의 효소가 쌀의 전분을 분해해서 포도당으로 만들기 때문이다.

즉 감주는 당질 덩어리다. 식품 성분표[12]를 보면 감주 100그램 안에 들어 있는 탄수화물은 18.3그램이다. 단 음료수를 대표하는 콜라(100그램 중 탄수화물 11.3그램[13])와 비교해도 엄청난 숫자다. 감주는 당의 대사에 필요한 비타민B를 함유하는데 바로 에너지가 된다. 그래서 에너지가 당장 필요한 사람에게는 좋다. 이러한 사람에게는 그야말로 마시는 수액이 된다. 하지만 현대인 중에서 에너지가 당장 필요한 사람은 거의 없다. 오히려 혈당치를 급상승시키는 '혈당치 스파이크'를 일으킬 위험이 높다.

한편 김치, 쌀겨절임과 같은 절임류, 된장, 식초 대신 발효로 신맛을 낸 초밥 등 보존성을 높이려는 목적으로 만들어진 발효 식품에는 염분이 많이 들어간다. 몸에 좋다는 이유로 다량 섭취하면 분명히 건강에 역효과가 난다. 요구르트도 발효 식품을 대표하지만 무조건 좋다고 볼 수 없다. 설탕이 들어간 식품을 부지런히 먹으면 당질을 과잉 섭취하게 된다. 부디 특정 음식에 대해서 막연히 건강해질 것 같다는 이미지에 휩쓸리지 않기를 바란다.

잘못된 정보 4 • 국간장이라면 염분이 별로 없을 것이다
착각의 원인: 성분 표시를 해석할 능력이 없다

◉ 성분 표시를 보면 국간장 쪽에 염분이 더 많다 ◉

일반적으로 간장이라고 하면 검정에 가까운 갈색을 띤 진한 간장을 가리키지만 색이 연한 국간장도 있다. 국간장은 연한 갈색이며 맛도 부드럽다. 일본에서 생산되는 국간장은 10퍼센트 정도에 그치지만 요리에 넣어도 색이 갈색으로 변하지 않아 고정적으로 팔린다. 이름만 봐도 국간장 쪽의 염분이 덜할 것 같다. 하지만 실은 정반대다.

염분 농도는 국간장 쪽이 18~19퍼센트, 진간장이 16퍼센트다. 1큰술분에 포함된 염분량으로 비교하면 국간장이 약 2.9그램, 진간장이 2.6그램이다. 국간장이라면 건강에 좋다는 생각은 커다란 착각이다. 또한 짜지 않으니 염분이 적을 것 같다는 혀의 감각도 믿을 수 없다. 빵, 드레싱 종류, 과자 등에는 제조 과정에서 엄청난 양의 염분이 들어간다. 하지만 상품에 표시된 내용을 해석하는 능력이 없다면 알아차리지 못한다.

실은 염분을 과다 섭취하면 좋지 않다는 점은 많은 사람들이 의식하고 있기 때문에 식품의 염분 함유량은 그다지 잘 알려져 있지 않다. 지금 대부분의 식품에는 나트륨이 표기된다. 나트륨 1그램이라고 표기되어 있으면 소금이 1그램 들어있는 것 같지만 나트륨 1그램은 소금 2.54그램에 맞먹는다. 나트륨 표기에 속아 넘어가면 말도 안 되게 많은 양의 염분을 섭취하게 된다.

소비자가 식품 성분 표시 정보에 어두운 것은 어쩔 수 없다. 지금까지 오랫동안 표시에 대한 관리를 허술하게 해왔기 때문이다. 하지만 그럴수록 각자 식품 성분 표시에 대해 상식을 익히고 조심하는 수밖에 없기도 하다.

착각의 원인: 애초에 성분 표시를 보지 않는다

◉ 설탕이나 첨가물이 들어 있어서 마시기 쉬운 것이다 ◉

곡물이나 과일 열매를 알코올로 발효시킨 만든 식초에는 일반적으로 순쌀 식초, 현미 식초, 흑초, 발사믹 식초, 와인비니거, 사과 식초 등이 있다. 이때 '초산'이라는 성분이 독특한 신맛을 만드는데, 구연산과 아미노산이 풍부하여 섭취했을 때 피로가 풀린다. 또 고기나 생선 등을 미리 식초에 절여두었다가 조리하면 노화를 촉진하는 AGE가 낮아지는 것으로 밝혀졌다.

이렇듯 식초는 우수한 식품이다. 그래서 지금은 조미료로 사용할 뿐만 아니라 마시는 사람도 많다. 물론 식초를 마셔도 된다. 문제는 어떤 식초를 마시느냐에 있다. 물로 희석한다고 해도 식초는 시큼해서 결코 마시기 쉽지 않다. 그래서 '마시기 쉬운 식초'로서 포도당이나 벌꿀 등을 첨가한 식초가 등장하기 시작했다. 이러한 상품은 '건강에 좋다', '마시기 쉽다'고 강조되곤 하지만 '당질을 첨가했다'는 말은 작은 글씨로 슬쩍 기재해두기만 한다.

혹시 건강에 좋은 식초를 마시고 있다면 의식하지 못한 사이에 필요 없는 당질을 섭취하고 있지는 않은지 확인해야 한다. 식초를 살 때 병 뒷면에 붙여진 성분 표시를 자세히 살펴보자. 달고 마시기 쉬운 식초는 분명히 당질이 첨가물로 들어가 있을 것이다.

잘못된 정보 6 • 혈액을 알칼리성으로 만들어주는 음식이 좋다
착각의 원인: 인체의 구조를 모른다

◉ '산성화되었다'는 말도 안 되는 거짓 정보 ◉

어릴 적, 과학 수업에서 리트머스 시험지를 사용해 액체의 pH 농도를 살펴본 기억이 있을 것이다. 산성 수용액이 닿으면 파란 시험지가 빨갛게, 알칼리성 수용액이 닿으면 빨간 시험지가 파랗게 변하곤 한다. 혈액이나 오줌, 소화액 등에도 pH가 있다. 인체 안의 pH는 부위에 따라 달라진다.

예를 들어 위액은 pH1~1.5로 강한 산성이다. 강한 산성에 의해 음식이 녹고 소화된다. 또 땀의 pH는 어느 정도 음식의 영향을 받는다. 통풍을 앓는 사람에게 알칼리성 식품을 추천하는 이유도 이 때문이다(제5장 '통풍은 식사보다 체질과 관련이 있다' 참고).

한편 혈액은 pH7.35~7.45로 항상 약간의 알칼리성이다. 이 수치는 매우 중요한데 만약 범위를 벗어나면 세포가 더 이상 움직이지 않아 바로 생명에 지장을 준다. 반대로 말하면 그런 일은 좀처럼 일어나지 않는다. 게다가 음식으로 인해 혈액의 pH가 영향을 받는 일은 없다. 혈액의 pH는 '산염기항상성'이라고 불리는 인체의 치밀한 메커니즘에 따라 엄중한 보호를 받는다.

흔히들 '알칼리성 건강법', '알칼리성 다이어트'를 주장하는 사람은 현대 식생활로는 혈액이 산성화되기 쉬우니 알칼리성 식품을 적극적으로 섭취하자고 한다. 하지만 현대인의 혈액이 산성화되었다는 말은 완전히 잘못된 정보다. 그렇게 되면 현대인은 당장 목숨을 잃고 만다. 물론 채소 등 알칼리성 식품을 섭취하는 일은 나쁘지 않지만 인체의 구조를 알아야 이렇게 명백한 거짓 정보에 넘어가지 않는다.

잘못된 정보 7 · 균형 잡힌 식사가 중요하다
착각의 원인: 틀린 기준, 틀린 장단에 넘어간다

◉ 균형 있게 먹으면 비만으로 이어진다 ◉

흔히들 '3대 영양소를 골고루 섭취하자'고 한다. 3대 영양소란 당질(탄수화물), 지질(지방), 단백질 3가지를 가리킨다. 그 외에 비타민이나 미네랄도 필수 영양소로 합쳐 5대 영양소라고 하기도 한다. 하지만 당질, 지질, 단백질은 에너지를 생성하거나 근육, 뼈, 전신의 세포를 만드는 작용을 하기 때문에 특별히 중요하게 여긴다.

제2장에서 자세히 다루지만 하루에 필요한 에너지를 3대 영양소에서 어느 정도 비율로 섭취하면 좋을지 후생노동성에서 발표한 내용이 있다. 이 지침에 맞춘 식사를 두고 영양사들은 균형이 잡혔다고 평가한다. 하지만 이 지침에 따라 식사를 하면 대부분의 직장인은 당질을 과하게 섭취하게 된다. 당질을 줄이고 지질 비율을 늘려

야 훨씬 건강한 식사가 된다. 게다가 누구에게나 획일적인 기준으로 적용하려는 것 자체가 잘못됐다. 살찐 사람과 마른 사람은 3대 영양소 비율을 달리 섭취해야 한다. 살찐 사람이 후생노동성의 지침에 맞춰 먹으면 살이 더 찔 뿐이다.

또 두뇌 노동에는 단 것이 필요하다고 착각하는 사람이 있는 듯한데 이는 잘못된 정보다. 업무 중 당질을 보충해줘야만 하는 직업은 거의 없다. 굳이 말하자면 산악 구조대와 같은 사람들뿐이다. 앞아서 컴퓨터를 바라보며 일하는 직장인이 당질을 보충하면 혈당치가 급격히 올라갔다가 내려가기 때문에 이로울 것이 전혀 없다. 자신에게 균형 잡힌 식사란 무엇인지 제대로 파악해둬야 한다.

잘못된 정보 8 • 초콜릿이나 견과류를 먹으면 여드름이 생긴다
착각의 원인: 너무 단순하게 생각한다

◉ 지방을 먹으면 얼굴에 기름이 진다는 말은 헛소문 ◉

기름진 식사를 하면 몸에 기름이 들러붙는다는 말은 너무나 단순한 사고방식이다. 몸에 지방이 붙는 원인은 당질에 있다.

밥, 빵, 파스타는 모두 포도당으로 분해된다. 이때 혈중 포도당이 너무 늘어나 혈당치가 올라가면 인슐린이 분비되며 포도당을 글리코겐으로 바꿔 간장이나 근육 세포에 축적한다. 이렇게 해도 남는 포도당은 중성지방으로 형태를 바꿔 지방세포에 축적된다. 이 과정이 비만으로 이어진다.

또 초콜릿이나 견과류는 지방이 많아서 여드름이 난다고 생각하는 사람도 있다. 음식의 지방이 그대로 얼굴 표면으로 나온다고 생각할지도 모르겠다. 확실히 여드름은 피부에 중성지방이 많아서 여드름 세균이 증식하면서 생긴다. 하지만 중성지방을 만들어내는 음식은 밥이나 빵과 같은 당질이다. 기름진 식품을 먹었다고 여드름이 생기진 않는다. 만약 초콜릿을 먹고 여드름이 났다면 그 범인은 지질이 아니라 당질이다. 당질이 많은 초콜릿을 고른 것이 잘못이다.

초콜릿에 들어가는 카카오는 폴리페놀(polyphenol)이 풍부하여 높은 항산화 작용을 하기 때문에 나쁘다고 볼 수 없다. 초콜릿은 당질이 적고, 카카오 성분 비율이 높은 것을 골라야 한다. 구체적으로 보면 카카오 성분이 75퍼센트 이상인 초콜릿은 당질 함유량이 낮기 때문에 먹어도 좋다. 같은 이유로 견과류를 먹으면 여드름이 생긴다는 말도 잘못된 정보다. 여드름이나 뾰루지로 고민이 많다면 당질을 줄이는 방법이 가장 효과적이다. 반복해서 말하지만 우리가 입을 통해 먹는 것은 모두 소화·흡수 과정을 통해 다양한 형태로 바뀐다. 이 과정을 이해해야만 건강에 좋은 식사를 할 수 있다.

잘못된 정보 9 · ○○는 ××에 좋다

착각의 원인: 엉뚱한 효과를 기대한다
- -

◉ 해조류를 먹는다고 머리카락이 찰랑거리진 않는다 ◉

'해조류를 먹으면 모발에 윤기가 생긴다.'

'시금치는 빈혈을 예방한다.'

'숙취에는 조개가 좋다.'

'피곤할 때는 마늘이 최고다.'

'토마토의 라이코펜(lycopene)으로 노화를 예방할 수 있다.'

거론하면 끝이 없지만 이런 엉뚱한 '카더라'식의 소문이 버젓이 떠돈다. 물론 해조류, 시금치, 조개, 마늘, 토마토 모두 각각 좋은 영양소를 함유하고 있어 적극적으로 먹을 만한 식품이다. 하지만 앞에서 말한 효과를 기대해서는 안 된다.

냉정하게 생각해보자. 모발의 주성분은 단백질인데 해초에 단백질은 거의 없다. 빈혈이 걱정된다면 시금치보다 고기를 먹어야 한다. 고기에 함유된 철분은 헴철분(Heme Iron)인 반면 시금치에 함유된 철분은 비헴철(nonheme iron)이다. 헴철분은 비헴철분보다 흡수율이 5~6배 높다.

조개도 살펴보자. 조개에 함유된 오르니틴(ornithine)이 숙취에 효과적이라고 알려졌지만 오르니틴은 만가닥 버섯에 더 많이 들어있다. 그럼 숙취 상태일 때 만가닥 버섯을 먹겠는가? 또한 마늘에 들어 있는 알리신은 비타민B1의 작용을 촉진하기 때문에 피로를 푸는 데 좋긴 하나 비타민 B1을 많이 함유한 돼지고기 등과 함께 먹어야 효과를 기대할 수 있다.

한편 토마토에 들어 있는 라이코펜에는 노화 예방이나 장수로 이어지는 효능이 없다고 최신 연구로 밝혀졌다.[14] 하지만 토마토 자체는 좋은 식품이다. 이처럼 한 식품만 꼽아서 'ㅇㅇ는 ××에 효과적이다'와 같이 본질은 무시하고 결론만 간단히 내리는 일은 이제 그만두자.

잘못된 정보 10 • 일식은 건강식이다

착각의 원인: 시대가 바뀌었다

◉ 일식에는 당질과 염분을 과다 섭취하게 하는 메뉴가 많다 ◉

내가 당질제한의 중요성을 주장하면 꼭 반론을 제기하는 목소리가 드높아진다.

"우리는 밥을 먹어야 한다."

그들이 주장하는 내용을 짚어보면 '옛날부터 그렇게 살아왔다', '옛날 사람들은 지혜로웠다'와 같은 근거를 댄다. 그렇다면 '옛날 사람'이란 어느 시대 사람일까? 만약 17세기 초반부터 20세기 초반까지의 에도 시대나 메이지 시대를 살았던 사람이라면 시대를 잘못 짚었다.

우리의 선조는 에도 시대에 태어나지 않았다. 그보다 훨씬 오래된 기원전 1만 3,000년부터 기원전 300년 무렵까지의 조몬 시대에 우리 유전자는 이미 완성된 상태였다고 볼 수 있다. 그때 인류는 수렵·채집 생활을 보냈으며 백미는 먹지 않았다. 이러한 시대가 상당히 오래 지속된 후에 인류는 농경을 알게 되었고 곡물을 안정되게 얻어서 축적하는 방법도 익혔다. 또 곡물을 더욱 맛있게 먹는 방법, 즉 맵고 짠 반찬으로 흰 밥을 먹었다.

한 비즈니스 호텔에서 아침에 나오는 일식은 흰쌀밥과 된장국이었고 마음껏 먹을 수 있었다. 여기에 절임 반찬, 말린 전쟁이, 톳 조림이 준비되었다. 이 음식을 일식이라고 정의한다면 일식은 결코 건강식이 아니다. 밥 한 공기에 포함된 당질은 약 55그램이다. 겨우 밥만으로 이미 하루 허용치 당질의 50퍼센트에 달한다. 날씬해지고 싶은 사람이 당질제한식을 한다면 밥 한 공기는 하루 분이다.

건강을 생각한다면 당질을 과잉 섭취하지 않도록 주의해야 한다. 대부분의 국가에서 현대인은 당질에 과하게 빠져 있는데 얄궂게도 원인은 소울푸드에 있다. 미국인의 소울푸드가 피자나 햄버거, 코카콜라라면 우리의 소울푸드는 흰쌀밥이다. 소울푸드는 오랜 인류

역사를 생각해보면 극히 최근에 나온 음식인데 소울푸드 때문에 우리는 비만 상태가 되거나 건강이 악화되고 있다. 건강하게 오래 살기 위해 가장 필요한 식습관은 당질을 줄이는 것이다. 일식을 좋아해도 괜찮지만 흰쌀밥을 너무 먹어서는 안 된다.

잘못된 정보 11 • 우유는 몸에 좋은 음료다

착각의 원인: 불확실한 정보에 휘둘린다

◉ 암이나 당뇨병 유발 가능성이 지적되고 있다 ◉

우유가 건강에 좋은지 나쁜지는 지금도 의견이 분분하다. 지구상에 존재하는 장수 마을의 구성원들을 살펴보면 이들은 막 짜낸 우유를 주로 마신다.[15] 한편 선진국에서 실시한 연구에서는 우유가 대장암이나 유방암을 늘리는 것으로 의심된다는 지적도 있다. 이와는 반대로 대장암을 줄인다는 보고도 있다.[16] 또한 어린이에게 우유를 많이 마시도록 하는 북유럽에서는 1형당뇨병 발병률이 높다고 밝혀졌다.[17] 그러니 일단 주의해야 할 필요는 있지 않을까?

다만 나는 우유 자체가 나쁘다고 보지는 않는다. 서장에서 소개한 프라이스 박사의 연구를 살펴보면 스위스 뢰첸탈 계곡에 사는 사람들은 무살균 우유, 치즈 등의 유제품, 호밀빵을 중심으로 한 식사를 섭취하며 건강하게 산다. 그들은 양치질을 하지 않아도 충치가 없고 치아가 고르다. 혈관성 질환(뇌졸중이나 심근경색) 등 문명의 병이라 할 만한 증상도 없다. 어린이들은 겨울에도 맨발로 아주 건강하게 지낸다. 그렇다면 우유 자체가 나쁘기보다는 소가 어떤 방식으로 사육되는지 또는 우유가 어떤 과정을 통해 제품이 되는지가 문제일 것이다.

식품 기업이 관리하는 소 외양간에서는 좁은 장소 안에 많은 소를 가둬두고 키운다. 이러한 환경에서는 전염병이 발생하기 쉽기 때문에 항생물질을 투여한다. 국가에 따라서는 성장을 촉진시키는 호르몬을 투여하기도 한다. 이렇게 자란 소와 방목 환경에서 목초를 먹고 자란 소에게서 짜낸 우유의 질은 당연히 큰 차이가 난다. 게다가 우유는 고온 살균 과정에서 유산균 등 중요한 영양소가 파괴된다.

이런 점들을 살펴보면 '하루에 우유 1팩을 마셔야 한다', '칼슘 섭취를 위해 우유를 마셔야 한다'는 생각은 버리는 편이 나을 듯하다. 칼슘을 비롯한 우리가 필요로 하는 영양소는 꼭 우유를 마시지 않아도 다른 식품을 통해 충분히 섭취할 수 있다.

착각의 원인: 가짜에 속아 넘어간다

◉ 기름으로 만든 샤베트는 아이스크림과 전혀 다르다 ◉

옛날부터 단 것을 좋아하는 사람들이 자주 찾는 간식은 바로 아이스크림이다. 관광지에서는 흔히 소프트크림을 팔며, 편의점에 있는 아이스크림용 냉장고는 겨울에도 상품이 가득 차 있다. 그만큼 수요가 있어서일 것이다. 편의점의 아이스크림용 냉장고 안에 있는 여러 상품을 자세히 보면 아이스크림뿐만 아니라 다른 종류도 있다. 아이스크림, 아이스밀크, 샤베트, 빙과 이렇게 네 종류다.

그중 가장 쉽게 알 수 있는 것은 빙과다. 컵에 들어간 팥빙수 타입, 아이스 캔디가 있는데 모두 청량음료를 얼린 설탕 덩어리다. 반면에 구분하기 어려운 것은 아이스크림, 아이스밀크, 샤베트의 차이다. 이 세 가지는 성분에 따라 나눠진다.

아이스크림이라고 이름을 붙이려면 유고형분 15퍼센트 이상, 유지방분 8퍼센트 이상이 필요하다. 아이스밀크는 유고형분 10퍼센트 이상에 유지방분 3퍼센트 이상, 샤베트는 유고형분 3퍼센트 이상으로 정해졌으며, 상품 겉표지에 나온 성분표에도 쓰여 있다. 이때 성분 표시를 보고 '건강을 위해 조금이라도 유지방이 적은 샤베트를 먹어야지'라고 생각하는 사람들이 제법 있는데 이는 크나큰 착각이다.

샤베트는(아이스밀크도 마찬가지다) 아이스크림에 비해 유성분이 적게 들어간다. 그럼에도 아이스크림에 가까운 맛을 내기 위해 무엇을 넣는가 하면, 식물유지를 첨가한다. 식물유지에는 트랜스지방산이라고 하는 몸에 상당히 좋지 않은 물질이 들어있다. 그러니 샤베트를 고를 바에는 조금 비싸더라도 제대로 된 아이스크림을 먹는 편이 건강에 훨씬 낫다.

참고로 커피에 넣는 우유 대용의 프림도 마찬가지다. 프림은 우유가 아니다. 식물유지와 물에 유화제라는 첨가물을 넣은 것이다. 더 이상 이런 가짜 식품은 먹지 않도록 하자.

잘못된 정보 13 · 슈퍼푸드가 최고다
착각의 원인: 광고에 쉽게 휘둘린다

◉ 영양가가 특히 높은 식재료는 주변에 얼마든지 있다 ◉

'슈퍼푸드'라는 단어는 1980년대 미국, 캐나다에서 사용하기 시작했다. 치아씨드, 아사이베리, 퀴노아, 마카, 카카오 등이 주목을 받았으나 '슈퍼푸드'라고 정해진 식품이 따로 있지는 않다. 슈퍼 푸드는 '영양 균형을 맞추는 데 뛰어나고, 일반 식품보다 영양가가 높은 것'과 같은 느낌으로 상당히 애매한 위치에 있다. 해외에서는 일본의 말차를 슈퍼푸드로 받아들이는데 새로운 슈퍼푸드는 앞으로도 언제든지 생긴다고 본다. '영양 균형을 맞추는 데 뛰어나고, 일반 식품보다 영양가가 높은 것'이라면 섭취해서 손해 볼 일은 없다. 하지만 건강이 유지된다고는 볼 수 없으니 홍보 문구에 휘둘리지 않길 바란다.

사실 슈퍼푸드라는 말이 유행하기 전부터 여러 식재료가 인기를 얻었다. 오래 전에는 서양 자두, 알로에 등 당시에는 신기했던 식재료가 주목을 끌었다. 신기하기 때문에 사람들은 효과가 있을 것 같다고 기대하는 듯하다.

심술궂게 들릴지도 모르겠으나 갑자기 나타난 신기한 식재료에는 대체로 속내가 있다. 식재료를 발견하곤 팔릴 것 같으니 말을 만들어내는 사람이 분명 있다고 본다. 지금 시대에서 건강은 돈이 된다. 식품과 관련된 일을 하는 사람은 '건강에 좋아 보이는 그럴싸한 식품'을 찾아 소개한다. 섭취하지 말자고 하진 않겠다. 하지만 '틀림없이 굉장한 효과가 있을 거야'라고 착각하지는 말자.

잘못된 정보 14 • 한방약이나 천연 유래 성분은 안전하다

착각의 원인: 의료나 약품을 오해하고 있다

◉ 심각한 부작용을 초래하는 성분도 있다 ◉

대체로 사람들은 병원에서 주는 약은 세고 위험하지만 영양제나 한방약은 몸에 부드럽게 흡수되어 안전할 것 같다고 생각한다. 하지만 실제로는 그렇지 않다. 의사회 등의 조직에서 의료 관계자에게 나눠주는 자료[18]를 살펴보면 영양제나 한방약으로 심한 부작용을 일으킨 사례가 다양하다. 예를 들어 울금이 그렇다. 간장에 좋을 것 같아서 술자리 전후에 마시는 사람도 있다. 하지만 울금 섭취로 인해 간장이 악화된 사례가 있는[19] 만큼 조심해야 한다.

콘드로이틴(chondroitin) 과 글루코사민(glucosamine)은 피해를 입었다고 보고된 건수가 가장 많았다. 생화학적으로 글루코사민은 아미노당, 콘드로이틴은 무코다당이다. 이를 섭취하면 간장 등의 내장에 장애를 불러일으켜 혈압이나 혈당치가 올라가는 사례가 많이 나타났다. 게다가 과거의 글루코사민 효과 연구에 대해 조사 비교하는 메타분석을 실시한 최신 의학 잡지[20]에 따르면 무릎이나 고관절의 통증이나 기능에 효과가 전혀 없다고 확실히 결론이 났다. 단기적(3개월)으로 복용한 쪽도, 장기적(24개월)으로 복용한 쪽도 효과를 인증받지 못했다. 심지어 이 연구에서 기업과 연관된 발표를 제외한 자료만 해석했다. 즉, 기업의 지원을 받고 이루어진 연구는 도움이 안 된다고 여긴 셈이다.

한방약도 마찬가지다. 오래 전부터 당뇨병으로 인한 신경 장애에는 팔미환(八味丸)이라는 한방약이 좋다는 말이 있었다. 하지만 신경 장애로 인한 저림 증상에 뚜렷한 효과가 없어서 점차 쓰지 않게 되었다. 실은 나도 30년 전에 처방을 받은 적이 있었으나 지금은 안 쓴다. 그런데도 한방 약국에 가면 여전히 효과가 있다고 권하기 때문에 계속 복용하는 사람도 있다. 그런 사람들은 "병원에서 주는 약은 부작용이 우려되니 한방약을 쓰는 편이 좋아요"라고 할지도 모르겠다.

한편 비타민D 등 섭취할 만한 영양제도 있다(제5장 '비타민D는 암 예방 효과가 기대된다' 참고). 여러분의 건강은 대체로 '올바른 지식'을 갖추고 있는지의 여부에 따라 결정된다.

잘못된 정보 15 • 다이어트를 하면 근육이 손실된다
착각의 원인: 전문가가 잘못된 정보를 알려준다

◉ 근육은 다이어트 정도로 손실되지 않는다 ◉

당질제한은 가장 건강하면서도 효과적인 다이어트 방법이다. 스포츠 센터의 트레이너는 당질제한이 주는 효과를 알고 있다. 다만 잘못된 지식을 갖춘 경우도 많다. 그들은 급격한 다이어트로 체중이 줄어들면 근육도 손실된다고 믿고 있다. 그리고 '근육이 손실되면 기초대사량도 낮아지기(이는 사실이다) 때문에'라는 이유로 단백질보충제 섭취를 권한다. 추후 자세히 설명하겠지만 단백질보충제를 과잉 섭취하면 신장에 큰 부담이 간다.

그들이 말한 '근육이 손실되기 때문에'라는 내용은 확실히 잘못됐다. 체중이 줄어들면 근육이 손실되는 일은 생화학상 있을 수 없다. 아마도 살이 빠지니 몸도 가늘어져 근육이 손실됐다고 느낄 뿐이다. 예를 들어 비만 여성의 발은 통통하지만 다이어트로 체중이 빠지면 가늘어진다. 이때 빠진 것은 지방이지 근육이 아니다. 마라톤 선수도 날씬하지만 근육은 확실히 붙어 있다.

원래 생화학적으로 에너지는 정해진 순서대로 쓰인다. 우선 당질 섭취로 얻은 포도당을 산소와 반응시켜 ATP라는 에너지를 산출한다. 포도당이 없어지면 다음으로 과당이나 유당이 쓰인다. 이것마저 없어지면 근육이나 간장에 축적된 글리코겐이 쓰인다. 체내에 저장된 글리코겐은 최대 270~300그램 정도(1200kcal 상당)다. 글리코겐까지 다 쓰면 그제야 지방이 쓰인다. 지방산이 베타 산화하면 케톤체가 산출되어 포도당이 없어도 신체와 뇌는 제대로 기능한다. 평균적인 신장에 몸무게가 70킬로그램으로 약간 통통한 사람이라면 수개월 버틸 수 있는 지방(13만 5,000kcal 상당)을 축적한 상태다. 지방이 전부 없어지면 비로소 근육을 에너지로 바꾼다. 이런 일은 산에서 조난을 당하지 않는 한 생기지 않는다. 이 사실을 알면 '체중이 줄면 근육이 손실된다'는 말을 입에 담지 않을 것이다.

잘못된 정보 16 • 종합건강검진을 받고 있으니 괜찮다

착각의 원인: 내용을 제대로 조사하지 않는다

◉ 기존의 종합건강검진으로는 발견할 수 없는 질병이 많다 ◉

내가 운영하는 병원에 처음 방문한 환자들 중에는 종합건강검진에서 혈당치가 높다고 지적을 받고 온 사람이 많다. 대부분은 건강검진 결과가 적힌 문서를 가지고 온다. 나는 모든 항목을 샅샅이 읽어보는데 그때마다 걱정이 된다. 이런 검사로는 암을 조기에 발견할 수 없기 때문이다.

지금 일본인 2명 중 1명이 암에 걸리며, 여기서 3명 중 1명이 암으로 사망한다. 암은 우리 목숨을 크게 위협하는 병이다. 과거에 비해 수명이 길어지고, 화학 물질에 따른 오염이 심각해진 점을 생각하면 암에 걸리는 사람이 늘어나는 사실 자체는 어찌할 수 없다. 하지만 적어도 죽는 사람이 늘어나는 현상은 줄일 수 있다. 조기 발견·조기 치료를 통해서 말이다.

암의 조기 발견이 얼마나 중요한지는 예전부터 강조되어 왔지만 모두들 남의 일로만 여겼다. 그래서 '나는 괜찮겠지'라는 근거 없는 착각에 빠져 산다. 하지만 2명 중 1명이 걸리는 병이라면 엄중하게 받아들이고 조기 발견에 힘써야 한다. 그런데도 지금 여러분이 받고 있을 상부 위장관 촬영이나 폐 엑스레이 촬영, 대변잠혈검사로는 안타깝지만 조기 발견이 불가능하다.

암으로 사망한 많은 사람들은 매년 제대로 검사를 받았으나 발견했을 때는 이미 늦은 상태였다고 말한다. 암뿐만 아니다. 종합건강검진으로는 심근경색이나 뇌졸중 등 목숨과 연관된 병의 징후를 놓치는 일이 많다. 모처럼 식사법을 제대로 알고자 하는 여러분이 그런 사소한 원인으로 목숨을 잃는 일이 없었으면 한다. 어떤 검사를 받아야 할지는 제5장에서 상세히 설명하겠다.

The Ultimate Guide to
Developing Healthy Eating Habits

제2장

우리는 탄수화물·단백질·지방을 오해하고 있다

인간의 몸에 꼭 맞는 3대 영양소별 식사법

우리에게는 전속 영양사가 없다.

그러므로 영양소의 균형을 찾는 것은 각자의 몫!

인간이 살아가기 위해 필요한

탄수화물, 단백질, 지방을 잘 섭취하는 식사법이란?

본래 인간에게 필요한 식사법이란?
_ 250만 년간 완성된 '수렵채집인'의 식생활

머나먼 선조들이 지냈던 시대부터 식사를 섭취하는 목적은 살기 위해서였다. 지금은 먹고 싶다는 마음이 앞서지만 최종적인 목적 역시 옛날과 똑같이 사는 데에 있다. 각종 생물에게는 살아서 후손을 남긴다는 사명이 있고, 이를 이루기 위한 구조가 우리의 세포 하나하나에 새겨져 있다. 하지만 서장에 서술했듯이 환경 변화로 인해 현대인은 몸에 새겨진 구조와 맞지 않게 산 탓에 건강에 이상이 생겼다. '포텐저의 고양이'를 떠올려보자.

고양이는 원래 쥐 등을 포획하여 산 채로 잡아먹도록 구조된 동물이다. 그래서 가열한 먹이를 섭취한 고양이는 생명체로서 심하게 퇴화되고 말았다. 사자도 마찬가지다. 육식 동물인 사자는 생고기를 먹어야 살 수 있는 동물이다. 만약 사자에게 가열한 고기를 계속 먹게 하면 포텐저의 고양이처럼 몇 세대 만에 대가 끊길 것이다.

한편 인간은 잡식 동물이다. 우리는 잡식 동물로 살아가도록 타고난 몸을 가졌다. 그렇다면 잡식이란 무엇일까? '어떤 음식이든 먹으면 되는 거 아닌가'라는 의견이 있을 듯한데 그렇지 않다. 인간의 DNA 구조는 선조들이 살았던 시대, 즉 호모사피엔스가 탄생한 시대에 갖춰졌다. 우리 선조들은 수렵채집인으로 살았다.

마찬가지로 인류의 기원이 되는 선조는 농경민족이 아니라 멧돼지와 같은 동물을 사냥하거나 물고기를 낚시해서 먹었다. 나무 열매나 조개도 먹었다. 우리 몸은 이러한 식생활에 가장 적합한 구조를 갖췄다고 봐야 하지 않을까? 하지만 현대인은 자신의 세포에 새겨진 구조를 완전히 무시한 식생활을 보낸다. 특히 농경 사회 이후, 쌀이나 밀 같은 당질을 많이 섭취하면서 현대인의 식생활은 크게 달라졌다.

농경이 발달하면서 사람들의 생활은 안정되고 풍요로워졌다. 이에 따라 인구도 증가했다. 이러한 노력을 부정할 생각은 없지만 인류는 매우 긴 시간 동안 수렵채집인으로 살아왔다. 농경이 시작된 이후의 역사는 극히 일부에 지나지 않는다.

3대 영양소란 무엇일까?
_ 여러분이 착각하고 있을지도 모르는 식품의 비상식

이번 장에서는 3대 영양소에 대해 다루는데 여기서 다시 한번 확인해보자. 3대 영양소란 탄수화물(당질), 지방, 단백질이다. 탄수화물에는 당질 외에도 소화되지 않는 식이섬유가 약간 들어있지만 밥이나 빵, 메밀국수 등의 탄수화물은 거의 당질이다. 이 장에서 '당질'이라고 표현한 부분은 탄수화물을 지칭한 것으로 보면 된다. 동시에 '탄수화물'로 표현한 부분도 당질로 보면 된다.

탄수화물(당질)은 에너지원이다.

지방은 세포막을 구성하는 등 중요한 작용을 한다.

단백질은 근육, 뼈를 만드는 데 꼭 필요하다.

즉 어느 한쪽이 빠지면 사람은 살아갈 수 없다. 하지만 현대 사회를 살아가는 우리가 당질 부족으로 건강을 유지하지 못할 일은 없다. 그런 일은 산에서 조난 당해 아무것도 먹고 마시지 못하는 상황에 한해서만 일어난다. 오히려 당질은 과다하게 섭취하는 반면 지방이 부족한 사람이 대부분이다.

3대 영양소의 개념을 머릿속에 확실히 넣어두면 앞으로 설명할 숫자에 대해서 세세히 이해할 필요는 없다. 복잡한 설명이 될 테니 숫자에 대해서는 그냥 읽고 넘겨도 괜찮다. '그럼 무엇 때문에 이렇게 어려운 숫자를 썼지?'라는 의문을 갖는 사람도 있을 텐데 이유는 '제대로 이해하고 싶다'는 요구에 응하고 싶기 때문이다.

가끔 '바쁜 사람은 번거로운 부분을 생각할 여유가 없다. 더욱 간단하게 결론만 보여주면 좋겠다'라는 날이 선 말을 듣는다. 하지만 나는 그렇게 생각하지 않는다. 정말 자신의 건강을 소중히 여기는 사람은 바쁜 만큼 더욱 납득할 수 있는 설명을 원하리라고 본다.

균형 잡힌 식사의 기준이 애매하다
_ 사람들을 당질 과다 섭취에 빠지게 하는 조작

영양사가 말하는 균형 잡힌 식사의 기준은 '각 3대 영양소를 어느 정도 섭취하고 에너지를 얻을 것인가'에 있다. 탄수화물(당질)과 단백질은 1그램 당 4킬로칼로리, 지방은 1그램당 9킬로칼로리의 에너지를 만든다. 영양사는 '하루에 필요한 에너지는 3대 영양소를 균형 있게 섭취하며 얻자'고 하는데 어떻게 해야 가능할지 대부분의 사람은 모른다.

잠시 〈일본 식품 성분표 2018, 7차 개정〉을 살펴보자. 예를 들어 방어 한 토막 100그램에는 탄수화물 0.3그램, 지질 17.6그램, 단백질 21.4그램이 들어 있다. 마늘 100그램에는 탄수화물 9.3그램, 지질 0.2그램, 단백질 0.7그램이 들어있다.

하지만 이렇게 이야기해도 전혀 와닿지 않을 것이다. 게다가 어디까지나 100그램에 대한 분석이다. 자신이 먹은 정식에 있던 방어가 몇 그램이었는지는 파악하기 어렵다.

보건 당국에서 발표한 〈일본인의 식사섭취기준(2015년판)〉을 보면 최적의 에너지 섭취 균형은 탄수화물에서 50~65퍼센트, 지방에서 20~30퍼센트, 단백질에서 13~20퍼센트를 섭취할 때 에너지 균형이 최적을 이룬다고 나와 있다. 이 내용은 20년도 훨씬 더 전에 일본당뇨병학회가 제시한 식사 기준과 완전히 동일한데, 보건 당국이 이 자료를 발췌했다고 본다.

숫자를 외울 필요는 없다. 그저 보건 당국이나 당뇨병학회의 기준으로는 탄수화물의 비율이 많다는 점만 알고 있으면 된다. 앞서 말했듯이 탄수화물과 단백질 1그램은 4킬로칼로리, 지방 1그램은 9킬로칼로리의 에너지를 만든다. 단순히 계산해보자. 예를 들어 하루에 2,000킬로칼로리가 필요한 사람은 탄수화물 250~325그램, 지방 45~67그램, 단백질 65~100그램 정도를 먹어야 좋다는 말이 된다. 후생노동성은 남녀별 평균 기준치도 제시했다. 다음 장의 표를 살펴보자.

30~49세의 남성이 하루에 필요한 에너지는 2,650킬로칼로리 정도다. 이를 탄수화물 60퍼센트, 단백질 15퍼센트, 지방 25퍼센트로 계산하면 탄수화물 398그램, 단백질 99그램, 지방 74그램을 섭취하도록 권장하는 셈이다. 여성이 하루에 필요한 에너지는 2,000킬로칼로리로 같은 방식으로 계산하면 탄수화물 300그램, 단백질 75그램, 지방 56그램이다.

하지만 나는 이 배분이 균형 잡힌 식단이라고 보지 않는다. 지방은 우리 몸에 매우 중요한 역할을 한다(추후 자세히 안내한다). 반면 탄수화물은 에너지원으로만 쓰이기 때문에 남으면 바로 지방으로 바뀐다. 그래서 나는 지방을 더 늘리고, 탄수화물은 줄여야 한다고 본다.

| 그림 2-1 | **나라에서 권장하는 연령대별 섭취 칼로리와 3대 영양소 섭취량**

남성				
연령 (세)	칼로리 (kcal/일)	탄수화물 (g)	단백질 (g)	지방 (g)
18~29	2650	381	60	74
30~49	2650	381	60	74
50~49	2450	352	55	68
70~	2200	316	50	61

**너무
많다!**

여성				
연령 (세)	칼로리 (kcal/일)	탄수화물 (g)	단백질 (g)	지방 (g)
18~29	1950	281	49	55
30~49	2000	288	50	56
50~49	1900	274	48	53
70~	1750	252	44	49

출처_ 후생노동성 〈일본인의 식사 섭취기준〉 2015년판
성분량은 중앙치를 토대로 계산. 신체 활동 보통 레벨. 여성은 임산부와 수유부 제외

현대인에게 올바른 식사 균형

_ 당질은 줄이지 않으면 금세 과다 섭취하게 된다

미국에서는 소비 칼로리가 2,000킬로칼로리인 사람(주로 앉아서 일하는 직장인이 여기에 해당된다)에 대해 아래의 수치를 기준으로 삼는다.[21]

- 탄수화물 360그램

- 지방 65그램

- 단백질 50그램

* 1일 기준

나는 이 기준에서도 탄수화물의 양이 많다고 본다. 이상적으로는 탄수화물을 120그램으로 줄이고, 날씬해지고 싶다면 60그램까지 줄여야 한다는 입장이다. 하지만 실제로는 하루에 1,600킬로칼로리도 필요로 하지 않는 대부분의 고령자가 탄수화물을 300~400그램 정도 섭취한다. 젊은 사람들은 이보다 더 많이 먹기 때문에 500그램을 넘기는 경우도 많다. 보건 당국이나 당뇨병학회의 안일한 기준조차 완전히 뛰어넘은 수치다.

수치에 대해 오해하지 않았으면 하는 점이 있다. 이 수치는 어디까지나 '탄수화물 함유량'이지 밥이나 빵 그 자체의 '중량'을 말하는 것이 아니다. 예를 들어 삶은 메밀국수 1묶음은 약 200그램이지만, 탄수화물은 52그램 정도다. 그렇지만 하루 세끼로 밥이나 빵, 면류를 먹고 그 외에 간식으로 케이크나 스낵 과자를 먹으면 탄수화물 양은 간단하게 300그램을 넘어버린다. 현대인은 의식하지 않고 생활하다 보면 금세 당질 과잉 상태에 빠지고 만다. 한편 지방은 몸의 여러 부위에서 중요한 작용을 하는 영양소다. 부족해지면 몸에 심각한 악영향을 끼치니 더 많이 먹어도 괜찮다.

물론 품질에는 신경 쓸 필요가 있다. 가령 같은 100그램 고기를 섭취해도 패스트푸드점의 햄버거 사이에 들어 있는 패티와 좋은 환경에서 키운 닭의 가슴살 품질은 전혀 다르다. 신선한 엑스트라 버진 올리브유와 트렌스지방산으로 범벅된 마가린도 차이가 크다. 이점은 염두에 두며 3대 영양소에 대해 아래와 같이 생각해보길 바란다.

1. 탄수화물을 줄인다

의식하지 않으면 당질을 과다 섭취하게 된다는 점을 인식해야 한다. 당질은 비만, 당뇨병은 물론 암, 심근경색, 뇌졸중, 치매 등 다양한 생활습관병의 원인이다.

2. 지방은 더 섭취해도 괜찮다

300그램 이상 섭취하면 살찌지만 실제로 지방을 300그램이나 먹기는 쉽지 않다. 반대로 부족하면 건강이 눈에 띄게 나빠지니 더 먹도록 하자. 왜 지방을 먹어도 살찌지 않는지에 대해서는 추후 설명하겠다.

3. 단백질은 늘리지도 줄이지도 말자

단백질은 다시 이용되는 만큼 계속 먹지 않아도 근육은 유지된다. 단백질보충제 섭취는 신장 기능을 나쁘게 하니 피하는 편이 좋다.

구체적으로 어떤 식사를 해야 좋을지 실천 방법에 대해서는 제 3장, 제4장에서 안내하겠다. 이 장에서는 3대 영양소에 대해서 좀 더 자세히 살펴볼 것이다.

탄수화물 ▶ 당질 섭취의 메커니즘
인종을 가리지 않고 비만과 사망률을 높인다

사람이 입으로 씹은 음식은 침과 함께 섞인 상태에서 위로 들어가며, 식후 500밀리리터 정도 분비되는 위액으로 인해 소화된다. 다만 3대 영양소에 따라 소화되는 속도에는 차이가 있는데 탄수화물은 2~3시간, 단백질은 4~5시간, 지방은 7~8시간 정도 걸린다.

당질에는 다당류, 이당류, 단당류가 있다. 쌀, 빵, 파스타, 감자 등은 다당류다. 설탕은 이당류이며 과일에 함유된 과당이나 포도당은 단당류다.

다당류는 포도당 등의 단당류가 많이 결합된 것이고, 이당류는 포도당이나 과당 2개가 결합된 것이다. 모두 소화효소로 인해 최종적으로는 하나의 포도당이나 과당으로 분해된다. 메밀국수나 감자, 과자를 먹어도 최종적으로는 포도당 등 단당류로 분해되고 흡수되어 혈액 속으로 방출된다. 이때 포도당은 직접적인 에너지원이 된다.

마라톤 선수 중 경기 전에 탄수화물을 많이 먹는 선수가 있는데 아마도 그가 먹어둔 만큼의 에너지는 경기 도중 다 사용되고 없어질 것이다. 하지만 일반인 기준으로 그만큼의 탄수화물을 먹게 되면 식사 후 혈액 속에 포도당이 남는다. 이때 혈당치가 너무 올라가지 않도록 인슐린이라는 호르몬이 분비되어 남은 포도당을 처리한다. 보다 구체적으로는 인슐린이 남은 포도당을 글리코겐으로 바꿔서 간장이나 근육의 세포에 주입한다. 그래도 남은 포도당은 이제 중성지방으로 형태를 바꿔서 지방세포에 주입된다. 이 과정을 통해 살이 찐다.

살을 빼고 싶다면 우리는 반대로 해야만 한다. 당질 섭취를 줄이면 간장이나 근육 세포에 비축된 글리코겐이 포도당으로 바뀌어 에너지원으로 쓰인다. 그래도 부족할 때는 지방세포에 주입된 중성지방이 지방산으로 분해되어 에너지로 태워진다. 그래야 겨우 살이 빠진다(참고로 에너지로는 지방이 먼저 쓰이며 단백질은 마지막에 쓰인다. 지방이 완전히 없어질 때까지 단백질은 결코 쓰이지 않으며 근육도 없어지지 않는다). 그러므로 다이어트에는 당질제한이 효과적이라는 결론을 내릴 수밖에 없다.

탄수화물 ▶ 칼로리 제한은 의미가 없다고 결론 낸 의학 논문

'저지방식'이 다이어트에 가장 효과가 없다는 놀라운 실험 결과

'몸에 들어오는 칼로리가 나가는 칼로리보다 많으면 살찐다. 적으면 살이 빠진다. 이보다 더 명쾌한 사실은 없다.'

비만의 원인이 칼로리를 과잉 섭취하는 데 있다는 설을 믿는 사람들은 이렇게 말한다. 논리나 숫자를 좋아하는 이들에게서 많이 찾아볼 수 있는 생각이다.

우리가 살아가는 데 필요한 에너지는 칼로리로 표시한다. 즉 활동을 많이 하는 젊은 남성이라면 칼로리를 꽤 소비하는 반면, 거의 움직이지 않고 기초대사량까지 떨어진 고령자는 칼로리를 적게 소비한다. 그런데 앞에서 말했듯이 당질이나 단백질은 1그램당 4킬로칼로리, 지방은 1그램당 9킬로칼로리의 에너지를 방출한다. 그래서 당질을 지방으로 바꿔 몸에 축적하는 편이 무게가 절반 이하로 압축되어 체중이 가벼워진다. 게다가 당질이 지방으로 변화한 중성지방은 포도당이 결합해 간장에 축적되는 글리코겐보다 4배 이상의 에너지를 가지게 된다.[22] 즉 더 효율적이기 때문에 당질을 지방으로 만들어 축적하는 메커니즘이 우리 몸에 갖춰져 있다.

하지만 단순히 칼로리설을 신봉하는 사람은 '축적된 지방으로 인해 비만이 진행되니 지방은 많이 섭취하지 않는 편이 좋다'라고 생각한다. 그들은 탄수화물이나 지방의 대사에 대해 전혀 알지 못하며 우리의 몸을 마치 호스 1개와 같다고 여긴다. 그러나 우리는 그렇게 단순한 생물이 아니다. 더욱 복잡하고 치밀한 기능을 갖추고 있다. 이미 전문가들 사이에서 칼로리 이론은 옛말이 되었다.

전에 거론했던 권위 있는 의학 잡지인 〈뉴잉글랜드의학저널〉 (2008년)에 게재된 연구를 간단히 소개하고자 한다.[23] 2년간 중도 비만인 322명을 대상으로 다음의 세 가지 다이어트 방법을 실시한 후 결과를 비교했다.

1. 저지방식으로 칼로리 제한

남성 1일 1,800킬로칼로리, 여성 1일 1,500킬로칼로리로 설정하고 에너지의 30퍼센트를 지방에서 섭취했다. 다만 이 중 10퍼센트는 포화지방산이다.

2. 지중해식으로 칼로리 제한

남성 1일 1,800킬로칼로리, 여성 1일 1,500킬로칼로리로 설정하고 에너지의 35퍼센트를 지방에서 섭취했다. 다만 여기에 30~45그램의 올리브유와 견과류 5~7개(20g 이하)를 포함했다(지중해식이란 이탈리아, 그리스 등 지중해 연안에 있는 여러 국가에서 전통적으로 먹던 식사다. 올리브유, 통곡물, 야채, 과일, 콩, 견과류가 풍부하다. 유제품, 생선, 레드와인도 곁들여 먹는다).

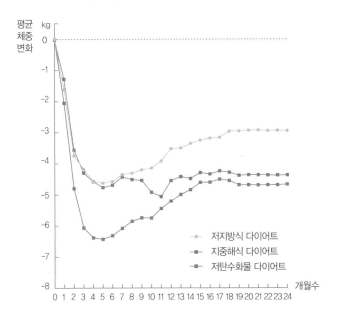

| 그림 2-2 | 저지방·지중해·저탄수화물식 다이어트의 효과 비교

3. 저탄수화물식

칼로리 제한 없이 처음 한 달간은 1일 탄수화물 양을 20그램으로 제한했고 서서히 120그램까지 늘렸다.

연구 결과는 그림 2-2 그래프와 같다. 칼로리 제한 없이 저탄수화물식을 섭취한 그룹이 감량 효과가 가장 높았고, 지방을 줄인 저칼로리식을 섭취한 그룹이 눈에 띄게 성적이 나빴다.

이 연구는 한 시설에서 300명이 넘는 사람을 대상으로 2년에 걸쳐 이루어졌다. 신뢰성이 높아 '증거 레벨 1'로 평가받았다.

탄수화물 ▶ 많은 사람이 믿는 '칼로리설'의 허술함
지방을 줄여서 비만 대국이 된 미국의 참상

칼로리설을 처음에 주장한 사람은 기존에도 언급한 미국의 장 마이어라는 영양학자다. 그는 하버드대학에서 일하기 시작했고 터프츠대학교의 총장까지 지냈다. 비만에 관한 논문을 여러 차례 발표했고 체중 조절 분야에서 일인자로 인정받았다. 하지만 그는 살찐 사람이 실제로 날씬해진 것을 증명해보이지는 않았다. 아이젠하워가 심근경색으로 쓰러졌을 때도 단순한 칼로리설을 가져와 '지방을 과다 섭취해서 일어난 일이다'는 잘못된 결론을 도출했다.

다이어트에 당질제한을 추천하는 우리에게 반론을 펼치는 사람들이 근거로 삼는 내용은 꽤 오래된 이론으로, 그들이 주장하는 점은 이미 1960년경에 주장된 말의 반복에 지나지 않는다. 한번 살펴보자.

1. 당질제한은 열역학 제1법칙에 어긋난다. '들어오는 칼로리와 나가는 칼로리'에 대한 이치가 맞지 않는다.
2. 탄수화물을 줄이면 영양의 균형이 깨지게 된다.
3. 결과적으로 고지방 식사를 하게 되고 콜레스테롤 수치를 높여 심장병을 불러일으킨다.

1은 앞서 이야기했듯이 인간의 몸은 단순히 칼로리가 들어오고 나가는 것으로 정리할 수 없다. 2와 관련해서 당질제한은 오히려 영향 균형에 좋은 식사라고 단언할 수 있다. 현대인의 식사는 탄수화물에 치우친 상태로 비타민이나 미네랄 등 중요한 영양소가 충분하지 않다. 밥이나 빵과 같은 주식을 줄이고 반찬 종류를 늘리면 건강한 식단이 된다. 3은 어떨까? 저탄수화물식은 콜레스테롤을 낮춰 심근경색이 일어날 확률도 낮아진다.[24]

일찍이 장 마이어를 포함한 연구진이 '지방의 과다 섭취가 심근경색을 불러일으킨다'고 주장한 탓에 미국은 '지방을 줄이고, 줄인 만큼 탄수화물로 채우자'는 식으로 식사를 했다. 그 후 미국은 비만 대국이 되어 심근경색이 더욱 급격히 늘어났다.

현재 미국인의 사망 원인 1위는 심근경색 등의 심장병으로, 연간 61만 명이 사망한다(2015년 시점). 심근경색은 심장의 관동맥이 협착하여(몹시 좁아져) 여기에 혈전이 쌓이면서 발생한다. 당질을 너무 많이 섭취하여 비만 상태가 되면 혈관에 만성적인 염증이 생겨 좋은 콜레스테롤(HDL)이 감소하는 등 심근경색이 발생하기 쉬운 조건이 갖춰진다. 비만인 사람은 심근경색은 물론 뇌졸중, 당뇨병, 고혈압, 암, 치매 등 여러 심각한 질환에 걸리기 쉽다. 비만은 모든 병의 근원이다. 그리고 비만을 만들어내는 요소는 탄수화물이다.

탄수화물 ▶ 지방을 먹어도 살찌지 않는 세 가지 이유
생화학이 알려주는 인체의 진실

'지방은 배에 붙어 있다. 지방이 배에 축적되어 나는 뚱뚱해졌다. 이런 지방을 먹어도 살이 안 찐다는 주장은 믿기 어렵다.'

대부분의 사람들은 이렇게 생각할 것이다. 지금까지 의문을 풀어 준 사람이 없었기 때문에 당질제한으로 살을 뺄 수 있다는 사실을 받아들이지 못한다. 왜 지방을 먹어도 살이 찌지 않는지 생화학 지식을 들어 설명하고자 한다. 이유는 세 가지다.

우선 우리 몸은 지방을 먹는다고 해서 바로 피하지방이나 내방지방이 되지 않는다. 지질에는 필수 영양소가 들어 있고 중요한 쓰임새를 한다. 지질은 37조 개나 되는 인간의 세포를 만드는 데 쓰인다. 세포막은 인지질이라고 하는 지방에 의해 만들어지며 끊임없이 바꿔 만들기 때문에 그만큼 지질이 필요하다. 또한 지질은 각종 호르몬의 재료로 쓰인다. 프로스타글란딘 등 호르몬과 비슷한 정보 전달 물질에도 쓰인다. 많은 사람이 신경 쓰는 지방의 일종인 콜레스테롤은 음식 섭취만으로는 부족하기에 간장에서 대량으로 만든다는 점도 밝혀졌다. 그만큼 몸에서 필요로 한다는 뜻이다.

다음으로 우리는 평소에 지방을 많이 섭취하지 않는다는 점을 인식해야 한다. 일본인의 하루 평균 지방 섭취량은 남성이 74그램, 여성이 56그램이다. 이 얼마 안 되는 양의 지방은 세포막이나 호르몬을 만드는 데 다 소비된다. 남아서 몸에 축적되는 일이 없다. 그보다 남성이 하루에 평균적으로 400그램 가까이 먹는 탄수화물(지방의 5.4배)이야말로 남아서 지방으로 바뀐 후에 축적되기 때문에 살이 찐다(일부러 지방으로 바꿔서 저장하는 이유는 제2장 '칼로리 제한은 의미가 없다고 결론 낸 의학 논문' 참고).

마지막으로 지방에는 흡수되기 어려운 성질이 있다. 탄수화물이나 단백질은 포도당, 아미노산으로 분해되어 거의 100퍼센트 완전히 체내에 흡수된다. 하지만 지방은 물에 잘 녹지 않아 장에서 100퍼센트 흡수하기 어려운 영양소다. 특히 고기나 버터와 같은 포화지방산은 흡수율이 나빠 대량으로 먹어도 체내에 주입되긴 어렵다고 밝혀졌다.[25] 게다가 콜레스테롤도 마찬가지로 흡수가 잘 안된다.[26] 즉 지방은 많이 먹어도 전부 체내에 흡수되지 않고 변으로 나온다. 이와 같은 이유로 인해 지방은 살이 찌지 않으니 안심해도 좋다.

당질을 많이 섭취하면 분해된 포도당이 혈액 속에 많아진다. 이 때 인슐린의 작용으로 넘쳐흐르던 포도당이 중성지방으로 형태를 바꿔 지방세포에 주입된다. 이 과정이 비만의 메커니즘이라고 여러 차례 설명했다. 그래서 살은 아주 간단히 찐다. 카레라이스, 라멘, 스시, 주먹밥, 메밀국수 등 일본인이 상당히 좋아하는 탄수화물 중심의 식사를 하게 되면 반드시 살이 찐다.

1755년에 프랑스에서 태어난 장 앙텔므 브리야 사바랭(Brillat-Savarin, Anthelme)은 변호사 및 정치가로 활약했던 한편, 미식가로도 알려졌는데 1826년에 《미식 예찬》[27] 을 출간했다. 그는 책을 통해 흥미진진한 지적을 했다. '당신이 무엇을 먹는지 알려달라. 그럼 나는 당신이 어떤 사람인지 알려줄 수 있다.' 그리고 비만인 사람과 500회 넘게 면담을 하며 '뚱뚱한 남자들은 끊임없이 빵, 밥, 파스타, 감자가 얼마나 맛있는지 말했다', '그만 됐다. 그럼 계속 먹어라. 뚱뚱해져라. 추한 모습이 되고, 옆으로 퍼지고, 천식에 걸리고 마지막에는 자신의 녹아내린 지방 안에서 죽어라'라고 까지 썼다. 게다가 '동물도 인간도 지방이 모여서 쌓이는 현상은 곡물과 전분에 의해서만 일어난다'고 썼다. 이미 19세기에 당질에는 중독성이 있다는 점을 간파한 듯하다.

브리야 사바랭이 꿰뚫어본 대로 날씬해지려면 당질을 줄이는 수밖에 없다. 하지만 안타깝게도 우리 몸의 구조상 살은 쉽게 찌지만 빼기는 좀처럼 쉽지 않다. 다이어트를 경험해본 사람은 잘 알겠지만 그 어떤 방법을 시도해도 어느 시점에서는 체중이 잘 줄어들지 않게 된다. 1~2주 동안 순조롭게 체중이 빠졌는데 갑자기 멈추고는 그 상태에서 1~2주가 흐른다. 그러고 나서 다시 1~2주 동안 살이 빠지고 또 정체하기를 반복한다. 그 이유는 체중이 줄어드는 현상을 심각하게 받아들인 몸이 대사를 높이는 갑상선 호르몬 분비를 억제하면서 기초대사를 떨어뜨리고 에너지를 사용하지 않는 쪽으로 움직이기 때문이다.[28] 이때 포기하지 않고 꾸준히 당질제한을 실시하면 살이 또 빠진다.

참고로 너무 마른 사람은 갑상선 호르몬 수치가 저하된 상태다. 더 이상 살이 빠지지 않도록 몸이 호르몬 분비를 의도적으로 낮췄기 때문이다.[29]

기초대사량에 대해서도 살펴보자. 기초대사량이란 생명 유지에 필요한 에너지, 즉 아무것도 하지 않아도 소비되는 에너지를 가리킨다. 기초대사량은 나이가 들면서 떨어지는데 30~49세 일본인의 평균치를 살펴보면 남성은 1,530킬로칼로리, 여성은 1,150킬로칼로리인 반면 70세가 넘으면 남성은 1,290킬로칼로리, 여성은 1,020킬로칼로리가 된다. 그래서 나이가 들면 똑같이 먹어도 점점 살이 찐다.

탄수화물 ▶ 갈색으로 조작된 탄수화물에 주의하자
통곡과 비슷한 식재료도 출하된 상태

같은 탄수화물이라도 갈색이라면 괜찮은지에 대한 질문을 자주 받는다. 물론 현미, 메밀국수도 당질이며 먹으면 혈당치가 높아져 살이 찐다. 이는 생화학상 정확할 뿐만 아니라 우리 병원의 환자들이 측정하는 식후 혈당치를 살펴봐도 분명하다.

믿기지 않는다면 여러분도 한번 스스로의 혈당치를 측정해보라. 현미든 백미든 식후 혈당치 상승은 거의 차이가 없다는 것을 확인할 수 있을 것이다. 다만 현미에는 백미에 비해 비타민, 미네랄, 식이섬유가 풍부하게 들어있다. 백미보다는 현미를 먹는 편이 좋다는 점은 나도 찬성한다. 마찬가지로 흰 우동보다 메밀국수 쪽이 낫다.

하지만 갈색 탄수화물의 '갈색'에는 다소 의심스러운 사례가 있다. 예를 들어 고급 메밀국수집에서는 밀가루를 20퍼센트, 메밀가루를 80퍼센트 섞어서 만든 국수를 주로 쓴다. 메밀가루만으로는 퍼석퍼석해지기 때문이다. 그런데 저렴한 메밀국수 체인점에서는 이 비율이 거꾸로 된 밀가루 메밀국수(메밀국수라고 말하기 어려운 가느다란 우동)를 사용한다. 이렇게 되면 메밀국수는 흰 탄수화물이 된다.

그런데도 어느 메밀국수 체인점에는 메뉴를 써둔 간판에 '메밀국수를 먹으면 살찌지 않는다'라고 기재해두었다. 갈색 탄수화물이라면 괜찮다고 생각하는 사람의 심리를 파고든 셈이다. 게다가 그 간판 바로 옆에 고로케 메밀국수가 견본용 메뉴로 놓여 있어 그만 쓴웃음이 났다. 감자로 만든 고로케를 얹은 밀가루 메밀국수는 흰 탄수화물 덩어리나 마찬가지다. 점심 때 자주 먹으면 당연히 살이 찐다.

통곡빵도 조심해야 한다. 100퍼센트 통곡으로 만들었는지, 통곡이 함유되었을 뿐인지 살펴봐야 한다. 통곡 표기 의무는 아직 애매하다. 넋 놓고 있다가는 결국 거의 흰 탄수화물로 된 통곡빵과 비슷한 색상의 식품을 먹게 된다. 이처럼 세상에 넘쳐나는 상술에 순진하게 넘어가지 않도록 주의하자.

탄수화물 ▶ 혈액이 끈적이는 현상의 원인도 탄수화물이다

당질로 중성지방 수치가 높아진다

우리 병원에 오는 한 환자(40대. 여성)의 혈액을 검사한 어느 날, 중성지방 수치가 1만을 넘었다. 그에 따른 영향으로 몇 가지 검사 결과가 '검출 불가'로 나왔다. 혈액 검사에서는 채취한 혈액을 원심분리기에 돌려 위에 뜨는 부분만 사용하는데 중성지방이 너무 많으면 피가 하얗게 탁해진다[의학적으로는 유미(chyle)라고 한다].

왜 이렇게 무시무시한 숫자가 나왔을까 의아해서 환자의 이야기를 들어보니 검사 전날 밤, 탄수화물로 가득한 식사를 섭취했다고 한다. 지인에게 받은 명란젓이 있어서 흰쌀밥과 함께 먹었는데 맛있어서 밥을 몇 공기나 먹었다고 했다. '단 것을 먹은 것도 아닌데…'라며 본인도 당황했지만 당질을 먹으면 6~7시간 후에 중성지방이 만들어지기 때문에 검사 결과에도 반영된 셈이다. 즉 검사를 하지 않아서 모를 뿐 탄수화물에 치우친 식사를 하면 그 사람의 몸 안에서는 중성지방이 높아지는 현상이 여러 차례 일어난다.

식사가 잘못됐습니다 2

쌀밥은 아시아 지역 사람에게도 좋지 않다

내가 아무리 사실을 말해도 '오랫동안 고기를 먹어온 서양 사람들과 달리 아시아 사람에게는 쌀이 맞다'는 논조가 사라지는 일은 없을 듯하다. 하지만 그렇게 생각하는 사람들을 놀라게 할 PURE 연구 결과가 2017년 〈란셋〉에 게재되었다.[30]

이 연구에서는 탄수화물, 포화지방산, 단가불포화지방산, 다가불포화지방산, 총 지방 섭취량과 사망률의 관계를 조사했다. 구체적으로는 고소득 국가인 캐나다·스웨덴·아랍 에미리트 연합국, 중소득 국가인 아르헨티나·브라질·칠리·중국·콜롬비아·이란·말레이시아·폴란드·남아프리카·터키·팔레스타인·방글라데쉬·인도·파키스탄·짐바브웨 총 18개 국가(지역) 약 13만 5,000명을 대상으로 2003년부터 10년에 걸쳐 추적 조사했다.

또 아시아계와 비아시아계로 나눠서 분석을 실시했다. 그림 2-3에 연구 결과를 정리한 그래프를 실었으니 함께 살펴보길 바란다. 각 그래프에서 위쪽이 아시아계, 아래쪽이 비아시아계 사람들이다. 아시아계 사람도 비아시아계 사람도 탄수화물을 먹을수록 사망률이 높아졌고 반대로 지방을 먹으면 먹을수록 사망률이 낮아졌다.

인종과 상관없이 인간은 탄수화물을 과하게 섭취하면 수명이 짧아지고, 지방을 섭취하면 오래 살 수 있다. 게다가 콜레스테롤에 관

| 그림 2-3 | **영양소에 따른 사망 위험 정도**

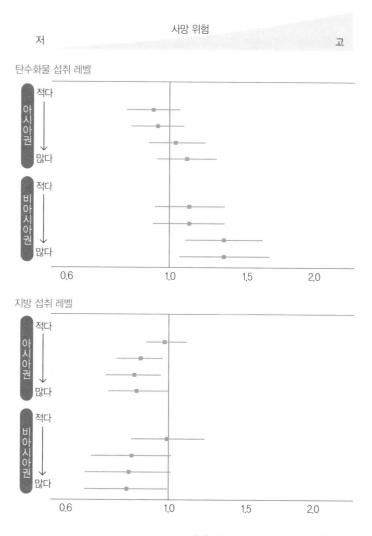

출처_〈Lancet〉2017;390:2050-62(일부 수정)

　　　　　　　　　　　　　　　　　식사가 잘못됐습니다 2

한 최신 지표인 '아포지단백B(ApoB), 아포지단백A1(ApoA1)'이라는 수치는 지방을 많이 섭취하면 개선된다는 점도 밝혀졌다(이에 대해서는 제2장 '콜레스테롤은 필수라는 새로운 상식'에서 안내한다).

또 논문 내용이 그동안의 상식을 뒤집은 만큼 개발도상국을 대상으로 한 조사 방법 등에 의문을 제시한 사람도 많았다. 그러한 의문점을 포함해 세계적인 의학 잡지인 〈란셋〉이 엄정한 평가를 실시해서 게재한 내용이라 주목할 가치가 있는 연구 결과다. 참고로 권위 있는 의학 잡지는 비판적인 내용도 함께 싣는다.

　입을 통해 섭취한 당질이 모두 포도당이나 과당으로 분해되는 것처럼 지방은 최종적으로 지방산과 모노글리세리드(monoglyceride)라는 물질로 분해된다. 여기서 지방산이 중요하다. 지방산은 지질의 구성단위로 다음과 같은 중요한 역할을 한다.

　우선 세포막(세포 겉과 속을 가로막는 중요한 역할) 형성에 쓰이며, 호르몬이나 프로스타글란딘(prostaglandin)이라는 정보 전달 물질이 되기도 한다. 또한 지방을 분해하는 담즙에도 쓰인다. 그중에서도 37조 개나 되는 세포막을 만들기 위해 지방산은 꼭 필요하지만 우리는 지방을 부족하게 섭취하는 경향이 있다.

　지방산에는 음식을 통해서만 섭취할 수 있는 필수지방산도 있어 지방을 섭취하지 않으면 오히려 건강을 해치게 된다. 지방산에는 크게 포화지방산과 불포화지방산이 있다. 불포화지방산은 단가불포화지방산과 다가불포화지방산으로 나뉘며, 다가불포화지방산은 n-6계와 n-3계로 나눠진다. 각각 거북이 등껍질 같은 구조식이 다르다.

　먼저 포화지방산은 버터, 돼지기름 등 동물성 지방에 많이 들어 있고, 단가불포화지방산을 대표하는 기름은 올리브유다. 다가불포화지방산인 n-6계의 주성분은 리놀산, 아라키돈산으로 옥수수유나 해바라기유에 많이 들어있다. n−3계는 아마인유와 들기름에 많이 들어있는 알파리놀렌산, 청어에 많은 EPA나 DHA다. 이 중 다가불포화지방산의 n−3계가 최근 들어 특히 인기가 많다. 청어에 많은 EPA나 DHA 등은 혈전 형성을 억제해준다. 예전에는 고기에 많이 함유된 포화지방산은 콜레스테롤을 상승시켜 많이 섭취하지 않는 편이 좋다고 여겨왔다. 하지만 앞에서 말했듯이 '그렇지 않다', '먹는 편이 좋다'라는 점을 제시하는 연구 결과가 계속 발표되고 있다.

이번에는 지금까지 여러 차례 등장한 '중성지방'이 무엇인지 알아보자. 중성지방은 트라이글리세라이드라고 해서 지질의 구성단위인 지방산 세 개가 결합된 형태다. 앞에서 말한 다양한 지방산은 구조식이 달라도 전부 가지처럼 가늘고 긴 형태다. 가지 형태로 된 지방산이 3개 붙어있는 형태가 중성지방이다. 그리고 지방산과 중성지방은 LPL(지단백분해효소, Lipoprotein Lipase)이라고 하는 효소로 인해 결합하거나 분해하며 형태를 바꾼다. 이러한 작용을 '중성지방·지방산 사이클'이라고 한다. 잠시 여기서 살이 찌는 메커니즘을 떠올려보자. 당질을 과잉 섭취하면 글리코겐이 되려고 했던 포도당이 중성지방으로 형태를 바꿔 지방세포로 주입된다. 더 구체적으로 말하자면 이때 LPL이 관여해서 중성지방이 지방산으로 분해되고 지방세포에 들어간다. 지방산이 3개 결합된 중성지방 상태로는 너무 커서 세포막을 통과할 수 없기 때문이다.

| 그림 2-4 | **지방의 종류**

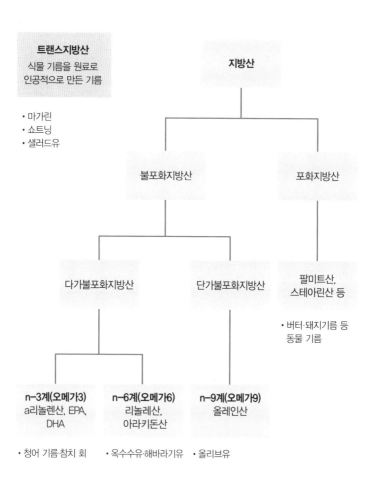

트랜스지방산
식물 기름을 원료로
인공적으로 만든 기름

• 마가린
• 쇼트닝
• 샐러드유

지방산

불포화지방산

포화지방산

다가불포화지방산

단가불포화지방산

팔미트산,
스테아린산 등

• 버터·돼지기름 등
  동물 기름

n-3계(오메가3)
a리놀렌산, EPA,
DHA

n-6계(오메가6)
리놀레산,
아라키돈산

n-9계(오메가9)
올레인산

• 청어 기름·참치 회

• 옥수수유·해바라기유

• 올리브유

지방세포 내에 들어가면 다시 결합해서 중성지방이 된다. 이 과정을 통해 중성지방은 세포막을 빠져나가는 일 없이 지방세포 내에서 안정된 상태로 비축된다. 다만 에너지를 필요로 할 때는 또 언제든 지방산으로 분해되어 지방세포에서 나와 소비된다. 중성지방은 글리코겐보다 4배 더 많은 에너지를 가진 이상적인 에너지 저장 물질이다.[31]

참고로 남녀가 다른 방식으로 살찌는 이유는 LPL의 분포와 관련이 있다. 남성은 복부 지방세포 표면에, 여성은 허리에서 둔부 등의 지방세포 표면에 LPL이 많다. 그래서 남성은 복부로 지방이 주입되는 작용이 활발하게 이루어져 배가 볼록 나오기 쉽다.

지방 ▶ 비만 대국 미국에서도 지방 섭취량은 적은 편이다

지방은 탄수화물만큼 많이 먹을 수 없다

우리는 지방을 별로 섭취하지 않는다. 일본인의 지방 섭취량은 평균 1일 68그램인데 보건 당국이 권장하는 수치(남성 74그램, 여성 64그램)에 도달하지 못하는 사람도 많을 것이다. 게다가 비만 대국에 사는 미국인조차 권장량이 65그램이다.[32]

미국에서는 비만 기준을 체질량지수 30 이상으로 느슨하게 설정했는데도 불구하고(일본인 25 이상) 비만인 사람의 비율은 40퍼센트나 된다. 일본과 같은 기준으로 보면 70퍼센트를 넘어설 것으로 예상된다. 이런 미국인조차 지방을 별로 섭취하지 않는데 사실 지방은 많이 먹기가 어렵다. 미국인들이 살찌는 이유는 실컷 먹을 수 있는 당질 때문이다.

〈식품 성분표(2018년 7차 개정)〉를 살펴보면 소의 채끝(일본산 와규·붉은 고기) 100그램 중 지질은 25.8그램, 콜레스테롤 함유량은 72밀리그램이다. 안심(일본산 와규·붉은 고기) 100그램 중 지방은 15그램으로 콜레스테롤 함유량은 66밀리그램이다. 남성에게 권장된 지방 74그램을 섭취하고자 할 때 채끝이라면 약 287그램, 안심이라면 약 500그램을 먹어야 한다는 소리다. 물론 조리할 때 쓰이는 기름 등도 있지만 지극히 적은 양이다. 그래서 지방을 과다 섭취하는 일은 거의 발생하지 않는다.

만약 많이 섭취한 지방이 모조리 피하지방이 된다면 이미 통통한 체형을 가진 사람은 더 이상 지방을 먹지 않는 편이 좋다는 말이 된다. 하지만 지방은 매우 중요한 작용을 하기 때문에 이미 비만인 사람도 섭취해야 한다. 줄여야 할 것은 당질이지 지방이 아니다.

그림 2-3에서 소개한 PURE 연구 그래프를 한 번 더 살펴보자. 아시아계, 비아시아계 상관없이 탄수화물 섭취가 사망률을 높이는 반면 포화지방산, 단가불포화지방산, 다가불포화지방산, 총 지방을 모두 골고루 섭취하면 할수록 사망률이 낮아졌다. 그만큼 지방은 우리 몸에 중요하다.

지방 ▶ 지방을 섭취하면 뇌졸중과 심근경색이 줄어든다
일본인을 대상으로 한 연구 결과

쓰쿠바대학 등이 실시한 연구 논문이 2013년 〈유럽심장학저널 (European Heart Journal)〉에 게재되었다.[33] 1995년부터, 그리고 1998년부터 이렇게 2가지 조건에서 일본인 약 8만 2,000명(남성 3만 8,084명, 여성 4만 3,847명)을 대상으로 식사 내용의 특징과 순환기 질환 발생률의 관계를 11년에 걸쳐서 추적 조사한 연구였다.

그림 2-5를 보자. 포화지방산 섭취량에 따라 1부터 5까지 다섯 가지 그룹으로 나눠서 보면 고기나 유제품과 같은 단백질양도 이에 비례해 증가했다. 여기에 포함된 콜레스테롤의 양도 늘었다. 반대로 포화지방산(버터나 고기 지방) 섭취량이 적을수록 탄수화물을 많이 먹었다는 점을 알 수 있다.

그룹별로 수축기 혈압, 혈중 콜레스테롤 수치, 뇌졸중 발병률, 심근경색발병률을 조사한 결과는 어떻게 나왔을까? 놀랍게도 고기를 많이 먹어 포화지방산 섭취량이 많을수록 혈압은 낮아졌다. 혈중 콜레스테롤 수치가 약간씩 늘어나기는 하지만 큰 차이는 아니다. 포화지방산을 섭취할 때 콜레스테롤은 걱정하지 않아도 된다는 점을 알 수 있다.

무엇보다 흥미로운 부분은 뇌졸중과 심근경색의 발병률이다. 포화지방산 섭취량이 가장 낮고, 탄수화물 위주로 먹은 사람들에게

식사가 잘못됐습니다 2

| 그림 2-5 | 영양 섭취에 따른 몸 상태 변화

		탄수화물이 많다		탄수화물		탄수화물이 적다
		고기가 적다		고기		고기가 많다
		①	②	③	④	⑤
하루에 먹는 양	포화지방산(g/일) [중앙치]	0.8~ 11.7 [9.6]	11.8~ 14.8 [13.4]	14.9~ 17.7 [16.3]	17.8~ 21.5 [19.4]	21.6~ 96.7 [24.9]
	탄수화물(g/일)	289	286	275	260	232
	고기(g/일)	28	49	63	78	103
	유제품(g/일)	59	122	171	221	379
	칼로리(kcal/일)	1,956	2,029	2,038	2,037	2,057
몸 상태	혈압(mmHg)	133	131	130	130	129
	콜레스테롤 수치 (mg/dl)	203	206	207	208	209
	뇌졸중 발병 숫자	817	695	594	540	546
	심근경색 발병 숫자	142	104	125	115	124

출처_ 〈Euro Heart J〉 2013:34

뇌졸중과 심근경색이 압도적으로 많이 발생했다. 지방 섭취량이 낮으면 뇌나 심장의 동맥이 좁아져 뇌졸중, 뇌출혈, 뇌경색, 심근경색이 쉽게 발생한다. 성적이 가장 좋은 쪽은 4번 그룹이다. 여기에 속한 사람들은 하루 평균 78그램 정도의 고기를 먹었다.

현재 일본인의 하루 고기 섭취량은 평균 약 68그램으로 한참 부족하다. 이 결과는 일본인에게 뇌졸중이 얼마나 많이 발생할지를 여실히 보여준다.

과거에는 일본인의 사망 원인 1위가 뇌졸중이었다. 지금은 암, 심근경색, 폐렴에 이어서 4위다. 하지만 발병률은 지금도 심근경색보다 훨씬 높은데 이 연구에서는 5.2배나 높게 나타났다. 그 이유는 의료 기술이 진보하여 뇌졸중을 일으켜도 목숨을 구하는 사례가 늘었기 때문이다. 하지만 뇌졸중 자체는 여전히 일본인에게 발생하기 쉬운 병이다. 여기서 잊지 말아야 할 문제는 후유증이다. 죽지 않았다고는 하나 뇌졸중 환자 대부분이 심각한 후유증으로 고생한다.

이 연구 결과를 그냥 넘겨서는 안 된다. 서양 사람들처럼 고기만 먹으면 순환기 상태가 나빠진다고들 걱정하는데 사실은 오히려 그 반대다. 심근경색이나 뇌졸중을 줄이기 위해서라도 고기를 더 먹을 필요가 있다.

지방 ▶ 콜레스테롤은 필수라는 새로운 상식

이제는 콜레스테롤이 몸에 나쁘다는 설이 완전히 뒤집혔다

콜레스테롤은 식사를 어떻게 하느냐에 따라 그 수치가 달라진다고 알려졌던 시기가 있었다. 그중에서도 달걀은 혈액 속 콜레스테롤 수치를 높이는 나쁜 음식으로 취급받았다. 하지만 콜레스테롤이 간장에서 만들어진다는 사실이 밝혀진 후 식사 제한으로 콜레스테롤 수치를 조절하려는 노력은 의미가 없다고 여기게 되었다. 실제로 식사를 통해 섭취하는 콜레스테롤은 혈액 속 콜레스테롤 수치에 거의 영향을 주지 않는다. 식사로 섭취하는 콜레스테롤을 1일 900밀리그램까지 늘려도 혈액 속 LDL콜레스테롤 수치는 상승하지 않았다.[34]

콜레스테롤에 관한 연구는 지금도 계속 이루어지고 있다. 이제까지 LDL 콜레스테롤을 나쁜 균이라 부르며 심근경색 등 혈관계 질환을 일으키는 원인으로 치부했지만 LDL 콜레스테롤 자체가 나쁜 것이 아니라, 산화되거나 당화된 변성 LDL이 문제라고 밝혀졌다.[35]

물론 LDL 콜레스테롤이 늘어나면 산화나 당화가 진행될 위험성도 높아진다. 2018년 미국심장협회는 심근경색이 일어날 가능성이 높은 사람에게 LDL 콜레스테롤을 식사요법과 함께 약물요법을 병행하여 70 이하로 크게 낮춰야 예방에 도움이 된다고 발표했다.[36]

또 최근 아포지단백B, 아포지단백A1이라는 수치가 주목받고 있다.

아포지단백B의 증가는 LDL콜레스테롤의 증가를 뜻하며 아포지단백A1의 저하는 HDL 콜레스테롤의 저하를 뜻한다. 이 두 가지 수치를 비교할 수 있는 아포지단백B, 아포지단백A1이야말로 동맥경화의 진행 상황을 알기 위한 최적의 지침이 될 것으로 예상된다. 구체적으로 살펴보면 두 가지 수치가 0.8 이상일 때 심근경색이나 협심증 발병률이 높아진다고 알려졌다.

또한 당질을 많이 먹으면 먹을수록 두 가지 수치가 악화되며 지방을 섭취하면 개선된다는 사실도 PURE 연구로 밝혀졌다.[37] 앞으로도 계속 새로운 데이터가 나올 것이다. 콜레스테롤에 관한 오래전 사고방식에 사로잡혀 옳지 않은 식사 제한을 통해 중요한 지방이 부족해지는 일이 없도록 주의하자. 콜레스테롤에 관한 약은 제5장에서 자세히 다룰 예정이다.

단백질 ▶ 단백질 섭취의 메커니즘
늘 가득 채워지기 때문에 부족해질 일이 없다

고기, 생선, 대두 제품 등에 많이 함유된 단백질은 식사를 통해 섭취하면 아미노산으로 분해된다. 분해된 아미노산은 여러 형태로 합성되며 근육, 콜라겐 등 몸의 조직을 만든다. 그렇다면 단백질을 꾸준히 섭취해야 근육도 손실되지 않을 듯하나 의외로 그렇지는 않다.

우리 몸의 근육에는 약 23그램의 아미노산이, 혈액 중에는 약 2그램의 아미노산이 녹아든 상태로 채워진다. 새롭게 단백질을 먹으면서 채워지기도 하지만 부서진 근육이나 콜라겐이 다시 이용되기도 한다. 그래서 음식물을 섭취하지 않는다고 큰일이 일어나지는 않는다.

반대로 단백질을 과다 섭취하지 않도록 주의해야 한다. 일본신장학회에서 발표한 가이드라인에서도 만성신장질환자에게는 단백질을 엄격하게 제한하도록 지시하는 한편, 건강한 사람에게도 과다 섭취는 조심해야 한다고 강조한다.[38] 또 보건 당국은 2012년에 신장에 가해지는 부담을 줄이기 위해 하루 단백질 섭취량을 '0.9g × 체중kg × 일'로 해야 한다는 지침을 제시했다.[39]

가득 채워진 아미노산의 농도는 항상 일정한 상태를 유지한다. 남은 것은 모두 분해된 후 신장으로 여과된 다음 오줌으로 배출된

| 그림 2-6 | 단백질 섭취 메커니즘

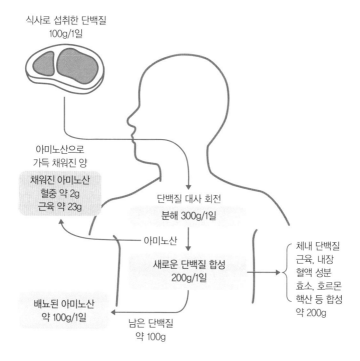

식사를 통해 섭취한 단백질양의 기준

체중이 50kg인 사람 50g/일
체중이 70kg인 사람 70g/일
아래 그림은 하루에 100g 먹었을 때

식사로 섭취한 단백질
100g/1일

아미노산으로
가득 채워진 양

채워진 아미노산
혈중 약 2g
근육 약 23g

단백질 대사 회전
분해 300g/1일

아미노산

새로운 단백질 합성
200g/1일

체내 단백질
근육, 내장
혈액 성분
효소, 호르몬
핵산 등 합성
약 200g

배뇨된 아미노산
약 100g/1일

남은 단백질
약 100g

출처_ 〈대사 가이드북〉(일부 수정)

다. 그래서 단백질을 너무 많이 섭취하면 신장은 강도 높은 노동을 해야 한다(의학적으로 말하면 '과여과 상태'). 그로 인해 신장의 내부 압력이 올라가며, 이 상태가 지속되면 만성 신장병이 된다.[40]

현재 일본에는 만성 신장병 환자가 무려 1,330만 명이나 되며, 2017년 시점에서 약 33만 명 이상이 인공 투석 중이다.[41] 대만에 이어 세계 제2위를 차지했다.[42] 신장이 나빠지면 혈압이 올라가 동맥경화도 진행된다. 하지만 신장도 간장과 함께 침묵하는 장기라서 초기 단계에서는 자각 증상이 나타나지 않는다. 그래서 인식하지 못한 채로 지내는 경우가 많다.

사실 식사를 통해 단백질을 너무 많이 섭취할 일은 별로 없다. 문제는 나중에 상세히 안내할 프로틴(protein), 즉 단백질보충제를 섭취하는 일이다.

단백질 ▶ 고기류는 총 중량 중 4분의 1이 단백질
운동을 해도 필요한 단백질양은 별 차이가 없다

보건 당국이 장려하는 성인의 하루 단백질 섭취량은 남성이 60그램, 여성이 50그램이다. 왕성하게 일하는 체격 좋은 남성도 70그램이면 충분하다. 한편 미국의 생화학 교과서에는 '체중 1킬로그램 당 0.8그램, 운동하는 사람은 단백질 1그램을 섭취해야 한다'고 쓰여 있다. 이 방식으로 계산하면 60킬로그램인 사람은 하루에 48그램, 운동을 해도 60그램을 섭취하면 된다.

일본에서도 체중 1킬로그램 당 0.9~1.0그램를 기준으로 삼는다. 미국 기준과 큰 차이가 없다. 또한 운동을 해도 필요한 단백질양은 큰 차이가 없다. 오히려 운동을 하면 단백질을 많이 섭취해야 한다는 생각이 위험하다. 프로 선수가 아닌 이상 이러한 발상은 하지 않는 편이 좋다.

하지만 위의 기준은 성인을 대상으로 정한 수치다. 성장 중인 어린이는 근육이 점점 늘어나기 때문에 어른보다 배는 필요하며 체중 1킬로그램당 단백질 2그램을 섭취해야 한다. 임신 중이거나 수유 중인 여성은 자신에게 권장되는 단백질양보다 30그램을 더 섭취하는 편이 좋다.

탄수화물을 다룬 부분에서 안내했던 대로 고기, 생선, 두부 등의 중량이 그대로 단백질양이 되지는 않는다. '고기 100그램 = 단백질

식사가 잘못됐습니다 2

100그램'이 아니다. 하지만 너무 세세하게 생각하지 않아도 좋다. 고기류는 총 중량 중 4분의 1이 단백질이라는 점을 염두에 두면 된다. 주요 식품 100그램중 단백질 함유량은 다음 표를 참고하자.

| 그림 2-7 | **자주 먹는 식재료의 단백질 함유량(100g당)**

어패류

전갱이	20g
말린 생선	65g
말린 잔멸치	41g
고등어 구이	31g
고등어 통조림	21g
꽁치	24g
명란젓	24g
황다랑어 회	24g
굴(생)	7g
바지락	6g
말린 새우	49g
새우 회	20g
삶은 대게	15g
오징어(생)	18g
게맛 어묵	12g
튀김 어묵	13g

고기류·달걀

소 등심	14g
소 채끝	12g
소 사태	19g
소 혀	13g
소 간	20g
돼지 등심	17g
돼지 삼겹살	14g
돼지 사태	21g
돼지 안심	22g
로스 햄	17g
비엔나소시지	13g
닭 날개	23g
닭 가슴살(껍질 있음)	20g
닭다리(껍질 있음)	17g
연한 닭 가슴살	25g
닭 간	19g
달걀	12g

대두 제품, 콩류

두부	7g
연두부	5g
유부	23g
낫토	17g
두유	4g
유바	22g
병아리콩	20g
콩고물	37g
풋콩	12g
완두콩	3g
콩기름	0g

유제품

우유	3g
요구르트	4g
치즈(체다)	26g
치즈(파르미자노)	44g
버터	1g

견과류, 씨앗 종류

참깨(건조)	20g
아몬드	20g
호두	15g
땅콩(건조)	25g

출처_〈일본 식품 표준 성분표〉 2015년판. 고기류는 날것 상태.

단백질 ▶ 단백질보충제를 부담 없이 마시면 안 된다
건강을 위한 섭취가 역효과를 불러일으킨다

요즘 근육을 만들기 위한 목적으로 단백질보충제를 섭취하는 사람이 많다. 근사한 근육질 몸을 만들고 싶어하는 청년들은 물론 고령자도 스포츠 센터 트레이너에게 추천을 받아서 건강을 위한답시고 단백질보충제를 마시곤 한다. 레슨이 끝나면 모두 단백질보충제를 마신 후 귀가하도록 하는 센터도 있다고 한다.

하지만 그냥 받아들일 일이 아니다. 단백질보충제를 섭취하면 90분 후에 아미노산 농도가 높아져 과잉분을 배출하기 위해 여과 작업이 늘어난다. 결국 신장에 큰 부담이 가서 신장병을 일으키는데, 이러한 사례가 교과서에도 실렸다.[43·44]

반복해서 말하지만 일본신장학회의 발표에 따르면 만성 신장병 환자는 1,330만 명이나 된다(성인의 13%). 치료법은 단백질제한식이다. 만성 신장병의 원인은 당뇨병 신증, 고혈압, 만성계구체신염 등 여러 가지로 예상되지만 가장 큰 이유는 나이가 들기 때문이다. 50대에서도 10퍼센트, 70세를 넘으면 30퍼센트의 사람이 만성 신장병 상태가 되는데 대부분 자신의 신장이 나빠졌다는 사실을 깨닫지 못하는 듯하다.[45]

이처럼 이미 위험한 상황에 놓인 사람들이 스포츠 센터에서 권한 단백질보충제로 신장 기능을 점점 더 악화시킬 가능성이 있다. 여기에 더해 단백질까지 과다하게 섭취하면 요중 질소로 배출될 때 요중 칼슘 증가를 동반한 신결석, 골다공증이 발생할 위험도 높아진다.[46]

선수가 아닌 성인이라면 운동을 했다고 해서 단백질 섭취량을 늘릴 필요가 없다. 체중이 60킬로그램인 사람이라면 운동을 한다고 해도 하루 60그램으로 충분하다.

여성은 남성보다 신장이 더 나빠지기 쉬운 경향이 있다. 신장이 걱정되면 체중 50킬로그램에 하루 30그램으로 정해도 된다. 하지만 스포츠 센터에서 권하는 단백질보충제를 1일분 마시면 한 번에 20그램이나 섭취하게 된다. 이제 단백질보충제는 그만 마시자. 단백질은 맛있는 식사를 통해 섭취하자.

단백질 ▶ 수치로도 드러난 무시무시한 단백질보충제
자신의 수치에 스스로 책임을 져야 한다

내가 단백질보충제의 위험성을 지적하면 스포츠 센터의 트레이너는 '신장이 좋은 사람은 섭취해도 괜찮다', '단백질보충제는 대두나 우유로 만들어졌기 때문에 분명 안전하다'고 반론한다. 이럴 때 나는 "그 사람들의 신장 상태를 조사해봤나요?"라고 질문을 건넨다.

반복해서 말하지만 성인 인구의 13퍼센트가 만성 신장병을 앓고 있다. 건강진단에서 이상이 없었다고 하는 사람에게도 단백질보충제를 권하지 않았으면 한다. 어떤 재료를 써서 만들었든 부자연스러운 형태로 과다 섭취할 위험이 있다는 사실을 깨달을 필요가 있다.

회사에서 실시하는 건강검진에서 신장 기능을 살펴볼 때 지침으로 삼는 것은 '혈청 크레아티닌(Serum creatinine) 수치'다. 하지만 혈청 크레아티닌 수치에 이상이 생겼다면 이미 신장 기능은 심각하게 나빠져 곧 신부전 상태가 되거나 빠르면 몇 년 내에 인공투석을 해야 한다.

중요한 것은 '요알부민(Urine Albumin) 수치'다. 신장의 건강을 위해서는 이 수치를 추적할 필요가 있다. 그림 2-8 그래프는 우리 병원을 찾는 88세 여성 환자의 검사 데이터다. 당뇨병이 있어 이미 신장이 조금씩 나빠지기 시작했고 요알부민 수치는 정상치(상한18)를 넘었다. 그러다 어느 날 갑자기 223.3으로 크게 뛰어올랐다.

나는 환자에게 수치가 상당히 악화되었는데 짐작 가는 일이라도 있는지 물어보았다. 그랬더니 스포츠 센터에 다니기 시작했고, 트레이너가 권한 단백질보충제를 마셨다는 답변이 돌아왔다. 또 다른 56세 남성 환자는 요알부민 수치가 3.7이었는데 점점 악화되더니 17.7로 올라갔다. 아직 정상 수치라고는 해도 걱정이 되어 확인해 보니 역시 스포츠 센터에서 추천한 단백질보충제를 마셨다고 했다. 두 환자 모두 단백질보충제 마시기를 중단했더니 요알부민 수치는 원래대로 회복되었다.

나는 스포츠 센터의 트레이너를 비판할 생각은 없다. 그들은 고객을 위한 일이라고 믿고 단백질보충제를 추천했을 것이다. 아마 트레이너 자신도 분명 단백질보충제를 섭취하고 있을 텐데 나는 그들의 신장이 걱정된다. 운동을 할 때만큼은 단백질보충제를 마시고 싶다면 적어도 병원에서 요알부민 수치나 추정 사구체 여과율(eGFR, Estimated Glomerular Filtration Rate)을 측정한 후에 마시는 것이 좋다. 둘 중 하나의 검사를 실시하지 않으면 신장 상태의 변화를 파악하기 어렵다. 매년 검사를 받고 악화되진 않았는지 검토해 볼 필요가 있다.

| 그림 2-8 | **단백질보충제 섭취와 요알부민 수치의 상관관계**

88세·여성 요알부민 수치 추이

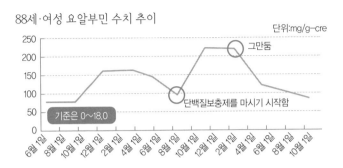

56세·남성 요알부민 수치 추이

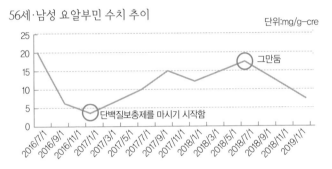

출처_ AGE 마키타 클리닉

The Ultimate Guide to
Developing Healthy Eating Habits

제3장

마트에 가서
아무거나 집어오지 말자

몸에 좋은 식품을 판별하고 섭취하는 법

끼니를 준비할 때마다 우리는 실로 무수한 선택에 직면한다.

고기·생선·달걀·야채·해초·유제품·콩·곡류·조미료…

매일 하는 식사에 바로 적용해볼 만한

'효과적인 식사법'이란?

자연스러운 식사법이 제일이다
_ 통째로 먹으면 비타민 섭취량이 10배나 늘어난다

우리는 현대 사회에서 일어나는 일을 절대적이고 당연하게 받아들이는 경향이 있다. 동시에 현대의 식생활이야말로 건강을 위해 생겨난 가장 좋은 식사법이라고 굳게 믿는다. 하지만 실제로는 그렇지 않다.

네안데르탈인이 멸종하고 호모사피엔스가 살아남은 데는 분명 그럴 만한 이유가 있다. 그중에서도 호모사피엔스가 섭취한 음식이 생명 유지에 적절했는지 여부는 중요하게 다뤄볼 만하다. 우리의 DNA에 적합한 식품은 아마도 호모 사피엔스가 탄생한 시점에 정해졌으리라 예상된다. 그 무렵 인류의 식사가 어땠을지 떠올려보자. 먼 옛날 선조들을 무엇을 먹고 살았을까?

아시아 사람이든 유럽 및 아프리카 사람이든 농경사회가 시작되기 전까지 수렵채집으로 식사를 마련했다는 점은 분명하다. 일본인이 오래전에 먹었던 음식으로 흰쌀밥을 떠올리는 사람이 많지만 우리의 선조에게는 흰쌀밥을 먹는 습관이 없었다. 서장에서 소개한 W.A.프라이스 박사는 《식생활과 신체의 퇴화》를 집필할 때, 세계 곳곳을 돌며 문명에서 고립되어 살았던 집단과 근대화된 생활을 보내는 집단을 비교했다. 산악에서 생활하는지 해변에서 생활하는지, 또는 식물로 우거진 곳인지 황폐한 땅인지 등에 따라 먹는 음식도 달랐다. 다만 모든 고립 집단에서 공통적으로 나타난 특징은 자연에서 얻은 식품을 통째로 섭취한다는 점이었다.

그들은 고기를 먹을 때 지방, 골수, 생식기까지 모조리 남김없이 먹었고, 생선도 머리부터 꼬리까지 전부 먹었다. 결과적으로 근대 생활을 보내는 집단보다 비타민A, 비타민D를 10배나 더 많이 섭취한다는 사실을 알게 되었다. 게다가 비타민C, 비타민B군, 마그네슘 등의 미네랄 섭취량도 훨씬 많았다.

음식에 대한 놀라운 연구 결과
_ 육식만 고집해도 건강한 이누이트

2002년도 〈유럽임상영양학저널(European Journal of Clinical Nutrition)〉에는 지금도 수렵채집 활동을 중심으로 살아가는 민족에 관한 연구 결과가 게재되었다.[47] 이 연구에서는 총 229개 집단을 조사했는데 5개 집단은 거의 수렵과 어업만으로 살았다. 그들이 3대 영양소에서 에너지를 어떤 비율로 섭취하는지 조사한 결과 대체로 탄수화물 22~40퍼센트, 단백질 19~35퍼센트, 지방 28~58퍼센트 정도를 섭취한다는 사실이 밝혀졌다.

이들 수렵채집 민족은 지방이 많은 고기를 중심으로 식사를 했는데도 동맥경화가 진행되지 않았고 심질환이나 뇌졸중을 일으킨 경우는 매우 적었다. 놀랍게도 그린란드에 사는 이누이트는 필요한 에너지의 96퍼센트를, 알래스카에 사는 이누이트는 99퍼센트를 동물로 섭취했다. 그 외 호주와 주변 지역의 원주민 아보리지니도 필요한 에너지의 77퍼센트를 동물로 섭취했다. 그들은 운동량이 상당하고 스트레스가 적은 생활을 보내리라 짐작되는데 이러한 점도 분명히 건강에 기여할 것이다. 그렇다고는 해도 위의 수치는 간과하기 어렵다.

앞장에서 소개한 보건 당국의 기준을 떠올려보자. 그에 따르면 필요한 에너지를 탄수화물에서 50~65퍼센트, 지방에서 20~30퍼센트, 단백질에서 13~20퍼센트 정도 섭취하라고 권장했다. 하지만 우리는 탄수화물은 더 줄이고 고기는 더 먹어도 된다.

요리할 필요도 없이 간편한 음식의 위험성
_ '초가공식품'이 암을 유발한다

머나먼 선조들의 식사를 생각하면 음식은 되도록 손질하지 않는 편이 좋을 듯하다. 실제로 같은 식품이라도 강한 열을 가할수록 노화 촉진 물질인 AGE가 늘어난다. 물론 생고기나 생선에 불을 가하면 인체에 유해한 벌레를 제거할 수 있고, 맛까지 첨가하면 식사 자체가 훨씬 즐거워진다. 손질 자체를 반대할 생각은 없다. 다만 과하게 손질할 필요는 없다.

　앞서 나는 단백질보충제 섭취에 경종을 울렸다. 우리의 선조는 생선이나 고기, 나무 열매 등에서 단백질을 섭취했지만 분말로 된 단백질보충제를 먹지는 않았다. 우리의 몸은 단백질보충제 같은 것을 받아들이도록 구성되지 않았다.

　최근 초가공식품(Ultra Processed Foods)이 건강에 어떤 해를 끼치는지 알아보는 연구가 꾸준히 이뤄지고 있다. 초가공식품이란 제과 빵, 스낵 과자, 컵라면, 냉동 피자 등 가공 정도가 특히 높은 식품을 가리킨다. 파리 제13대학은 2009년부터 10만 명 이상을 추적한 결과, 초가공식품의 섭취량이 많을 수록 암에 걸리기 쉽다는 사실을 밝혀냈다.[48] 이런 연구 결과를 봐도 건강하게 오래 살기 위한 식사 비결은 자연 속에서 살았던 머나먼 선조, 신석기 시대의 사람들이 쥐고 있다고 할 수 있다.

수명은 유전보다 식사와 환경으로 정해진다
_ 올바른 식사는 DNA의 장수 스위치를 누른다

　지금 '에피제네틱스(Epigenetics)'라는 연구 분야가 과학·의료 관계자 사이에서 주목받고 있다. 'epi(후성)'와 'genetics(유전학)'를 합친 조어로, 일본에서는 '후성유전학' 등으로 번역한다.[49] 후성유전학에 관련된 연구는 우리가 섭취해야 할 식사에 대해 깊이 시사하는 바가 있다. 약간 복잡한 내용이므로 세세한 명칭은 무시해도 괜찮으니 전체 흐름만 파악해보는 것이 좋겠다.

후성유전학에는 'DNA 메틸화'라는 현상이 크게 관여한다. DNA 메틸화란 세포 중 DNA의 한 배열(주로 CpG 아일랜드 배열)인 탄소 원자에 메틸기가 붙어 있어 화학 반응을 일으키는 현상이다. 사실 이러한 과정까지 이해할 필요는 없다. 요약하면 어머니의 태내에서 처음 새겨지는 우리의 DNA에 추후 메틸화라는 화학 반응이 일어난다고 생각하면 된다.

이 화학 반응은 매우 중요한 역할을 담당한다. DNA가 메틸화되면서 그 부위에 필요 없는 유전자는 작용하지 못하게 된다. 덕분에 우리 온몸의 세포에 새겨진 유전자 자체는 모두 동일하나 눈, 코와 같은 다양한 장기가 만들어질 수 있다. 다만 DNA의 메틸화가 올바르게 이루어지면 좋지만 이상이 생기면 문제가 발생한다. 억제해야 할 유전자를 억제하지 못하고, 암을 비롯한 여러 병을 키우게 된다. 또한 노화에도 크게 관여한다. DNA의 메틸화에 이상이 생기는 요인으로는 나이가 드는 현상 등의 내인자 외에도 화학물질, 흡연으로 대표되는 외인자가 있다.

2017년 〈에이징(Aging)〉이라는 학술지에 생활습관이 내인자와 외인자에 어떻게 관여하는지 조사한 매우 흥미로운 연구 논문이 게재되었다.[50] 식사 내용, 신체 상태, 라이프스타일에 대해 몇 가지 요

| 그림 3-1 | **생활습관과 내인자·외인자**

내인자에 좋은 영향을 준 것

• 닭고기

외인자에 좋은 영향을 준 것

• 생선
• 과일, 야채
• 적당한 알코올
• 교육과 수입
• 운동

내인자와 외인자에 공통으로 영향을 준 것

• 인슐린과 혈당치의 상승은 악영향을 끼친다
• 만성 염증은 악영향을 끼친다
• 비만은 악영향을 끼친다
• 중성지방의 상승은 악영향을 끼친다
• 고혈압은 악영향을 끼친다
• HDL 콜레스테롤은 좋은 영향을 끼친다

출처_ 〈Aging(Albany NY)〉, 2017 Feb; 9(2): 419-446.

소를 나누고 DNA 메틸화 조사를 실시하여, DNA 메틸화에 이상을 불러일으키는 내인자와 외인자에 끼치는 영향을 분석한 연구다.

그 결과 주목할 만한 식품은 닭고기였다. 닭고기는 내인자에 유일하게 좋은 영향을 주었다. 외인자에 대해서는 생선이나 채소 섭취가 효과적이라고 밝혀졌다. 다만 토마토에 많이 함유된 라이코펜은 의미가 없는 듯하다.

한편 혈액 검사 수치나 비만도를 나타내는 전신 상태는 내인자, 외인자 모두 동일하게 영향을 받았다. 다만 흥미롭게도 오랫동안 나쁘게 취급된 LDL 콜레스테롤이 끼치는 영향은 거의 없었다. 실제 논문에는 매우 전문적인 표가 제시되었으나 쉽게 파악하기 어려운 관계로 논문의 포인트만 위에 정리해두었으니 참고하기를 바란다.

실천하기 전에 알아둘 5대 영양소의 작용
_ 올바른 식사를 하려면 올바른 지식부터 갖추자

꽤나 어려운 이야기를 꺼냈다. 하지만 건강한 식사에 대한 최신 정보를 원하는 이 책의 독자 여러분에게는 상당히 흥미로운 내용이었으리라 예상한다. 이제부터는 다양한 식품과 함께 조금이라도 몸에 더 좋은 식사법을 소개하고자 한다. 하지만 중요한 점은 세부적인 내용이 아니다. 의학적으로 올바른 식사의 기본 지식을 갖춘 다음 스스로 계획을 세워 활용할 능력이 필요하다는 점만 잊지 않으면 된다.

다시 한번 '3대 영양소에 비타민과 미네랄을 추가한 5대 영양소의 기본적인 작용'에 대해 복습해보자. 3대 영양소는 탄수화물, 지방, 단백질이다. 직접적인 에너지원이 되는 탄수화물(당질)은 살아가기 위해서 꼭 필요하지만 현대인은 당질을 과다 섭취한다. 더욱 건강해지고 싶다면 지금 먹는 분량보다 줄여야 한다는 점을 기억하자. 구체적으로는 밥, 빵, 면류, 단 과자, 단 음료 섭취를 줄이면 된다.

반대로 지방은 지금 먹는 분량보다 늘려야 한다. 여러 차례 강조했듯이 지방을 섭취하면 뚱뚱해진다는 인식은 잘못되었다. 지질은 세포막 형성의 원료가 되고, 인체에 매우 중요한 작용을 하기 때문에 부족해지면 안 된다. 다만 중요한 작용을 하는 영양소인 만큼 질은 따져야 한다. 오래되어 산화된 기름이 몸에 좋을 리 없다. 가장 추천하는 기름은 엑스트라 버진 올리브유다.

단백질은 근육과 뼈 등 몸은 만드는 영양소다. 고기, 생선, 달걀, 대두 제품에 단백질이 많다. 단백질은 식품을 통해 섭취해야지 단백질보충제에 의존해서는 안 된다.

비타민이나 미네랄은 몸의 생리 기능을 조절하는 역할을 한다. 3대 영양소가 충분해도 비타민이나 미네랄이 부족하면 불면, 변비, 정서 불안과 같은 다양한 부조화가 발생한다. 비타민에는 과다하게 섭취하면 오줌으로 배출되는 수용성 비타민(비타민B·C), 배출되지 않는 지용성 비타민이 있다. 지용성인 비타민A·D·E·K는 너무 많이 섭취하지 않도록 주의해야 하지만 식품을 통해 섭취하면 부족할 수는 있어도 과다 섭취할 일은 없다.

'비타민'이 곧 '과일'이라고 못 박아 생각해서는 안 된다. 과일을 통해서만 비타민을 섭취하면 당질을 과다 섭취하게 된다. 비타민은 고기나 생선, 채소에도 많이 들어 있다. 다만 식품에 함유된 비타민은 열을 가하면 감소해버리니 신선한 생채소를 먹도록 하자.

미네랄은 무기질이라고도 불리며 대표적으로는 칼륨, 칼슘, 마그네슘, 인, 아연, 철 등이 있다. 어패류, 해조류 등을 섭취하면 이상적인 수치에 가까운 분량을 채울 수 있다. 즉 비타민이나 미네랄을 잘 섭취하기 위해서도 탄수화물 비중을 줄이고 반찬 종류를 늘려야 한다.

되도록 닭고기를 먹는다

소고기와 가공육은 대장암의 원인이 된다고 생각해도 좋다

몇 가지 데이터가 보여주듯 고기의 포화지방산을 두려워할 필요는 없다. 오히려 포화지방산이 심질환, 뇌졸중을 예방해준다는 사실이 밝혀졌다. 하지만 고기를 먹을 때 걱정되는 부분은 대장암 발생 위험이 있다는 점이다. 현재 대장암 발병률이 급증하고 있는데 부위별 암 사망률로는 남성 3위, 여성 1위를 차지했다.

그림 3-2 표는 국립암연구센터의 연구팀이 일본인의 고기 섭취량과 대장암의 발병률을 조사한 논문에서 인용한 데이터다.[51] 남성과 여성 각각 하루에 평균적으로 고기를 얼마나 먹는지에 따라 각각 다섯 그룹으로 나눴다. 가장 많이 먹는 그룹에서는 남성이 하루 평균 127그램, 여성은 115그램을 섭취했다. 주목할 만한 점은 고

| 그림 3-2 | 소, 돼지, 닭고기를 먹는 양과 대장암의 관계

남성

소고기 스테이크 150g을 한 달에 2번 먹어도 OK!

대장암 418건, 직장암 233건 조사

적다 → 많다		고기 섭취량	소고기	암 발병 위험률	돼지 고기	암 발병 위험률	가공육	암 발병 위험률	닭고기	암 발병 위험률
	1그룹	20g	4g	1(기준)	8g	1(기준)	2g	1(기준)	5g	1(기준)
	2그룹	39g	9g	0.88	18g	0.94	4g	1.11	8g	0.99
	3그룹	56g	13g	1.23	26g	0.89	6g	0.91	10g	1.13
	4그룹	77g	19g	1.35	37g	1.01	8g	1.05	11g	1.06
	5그룹	127g	31g	1.15	67g	1.06	13g	1.27	14g	1.11

여성

소고기 스테이크 90g을 한 달에 1번만 OK!

닭고기는 제한 없이 먹어도 OK!

대장암 307건, 직장암 124건 조사

적다 → 많다		고기 섭취량	소고기	암 발병 위험률	돼지 고기	암 발병 위험률	가공육	암 발병 위험률	닭고기	암 발병 위험률
	1그룹	17g	3g	1(기준)	8g	1(기준)	2g	1(기준)	5g	1(기준)
	2그룹	36g	7g	1.37	18g	0.92	4g	1.26	7g	0.9
	3그룹	52g	10g	1.31	26g	1.04	6g	1.1	9g	1.26
	4그룹	71g	15g	1.26	36g	0.81	8g	1.12	10g	0.83
	5그룹	115g	24g	1.62	65g	1.42	12g	1.19	12g	1.01

(주의)개별 고기 섭취량은 각 그룹의 1일 평균치. '암 발병 위험률'은 상대 위험도.

출처_ 〈Asia Pac J Clin Nutr.〉 2011, 20: 603-12

기 종류에 따른 변화다. 소고기와 가공육이 대장암의 발병과 크게 연관된 사실을 알 수 있다. 특히 여성은 가장 많이 먹은 그룹5에서 대장암 발병 위험률이 1.2배나 높게 나타났다. 그러니 여성이 소고기를 섭취할 때는 가장 적게 먹은 그룹1의 분량에 맞추는 편이 이상적이다. 그룹1에 속한 여성들은 하루에 3그램의 소고기만 먹었다. 즉 한 달에 1번, 양질의 소고기 스테이크를 90그램 정도 먹는 편이 좋다. 남성은 그룹2(하루 9g)까지는 발병 위험률이 높아지지 않았기에 여기에 맞춰 한 달에 2번, 150그램 정도로 스테이크를 먹으면 되겠다. 물론 고기를 이렇게 먹어도 부족하다고 느끼는 사람이 있을 것이다.

이번에는 닭고기를 잘 살펴보자. 어느 그룹이나 남녀 모두 대장암 발병 위험률 수치가 거의 같다. 앞서 말한 후성유전학 연구에서도 닭고기가 좋다고 밝혀졌다. 지금으로선 닭고기를 제한 없이 먹어도 괜찮다고 할 수 있다.

돼지고기는 남성에게 거의 영향이 없었다. 여성은 그룹5만 발병 위험률이 높아졌기에 그룹4 정도로 먹으면 되겠다. 그룹4는 하루 평균 36그램을 섭취했으니 한 달에 1킬로그램을 먹어도 괜찮다. 다시 계산하면 4일에 1번 150그램 정도 먹어도 된다.

한편 가공육은 이 조사 결과가 아니어도 추천할 수 없다. 여성은 아예 먹지 않는 편이 좋다. 남성은 아질산염이 들어가지 않은 가공육에 한해 하루 8그램 이하로 먹도록 하자.

2
고기류

소고기는 한 달에 한 번 정도로 먹자

굽고 튀기는 대신 찌고 삶는 조리법으로

나는 고기를 섭취하는 방법을 다음과 같이 정했다. 생선은 확실히 몸에 좋으니 생선과 고기를 교대로 먹되 닭고기는 많이, 돼지고기는 적당히, 소고기는 가끔 먹는 식으로 계획을 짠다. 구체적으로는 '생선·닭고기·생선·닭고기·생선·돼지고기·생선·닭고기·생선·닭고기·생선·돼지고기·생선·닭고기·생선·닭고기·생선·소고기·생선…'과 같은 식이다. 여기에 노화 촉진 물질인 AGE가 늘어나지 않도록 조리법에도 신경을 쓰고 있다.

AGE는 고온에서 조리하면 할수록 늘어난다. 닭고기는 튀기는 대신 찌거나 조리고, 돼지고기는 돈가스 대신 샤부샤부로 먹는 등 조금만 조리법을 달리하면 건강에 끼치는 영향이 달라진다.

| 그림 3-3 | **바람직한 고기 섭취 순서**

이상적인 순서

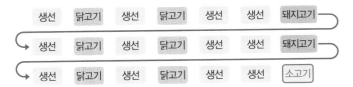

(1) 건강을 고려해 순서를 확실히 지키는 경우

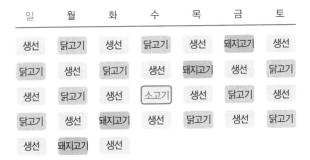

(2) 돼지고기는 일요일, 소고기는 마지막 주 일요일에만 먹는 식으로 알기 쉬운 패턴

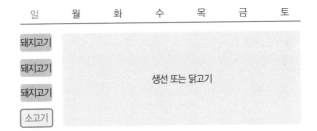

3
고기류

미국산 소고기는 되도록 피하자

유독 소고기만 예외 없이 대장암을 늘린다는 수수께끼

내가 아무리 닭고기를 추천해도 소고기가 제일 맛있다며 아쉬워할 사람이 많을 것이다. 이들에게 당부하고 싶은 점은 바로 '산지'다. 슈퍼에서 살 때는 가급적 미국산을 피하자. 미국에서는 소가 빨리 크도록 비육 호르몬제를 투여할 가능성이 있다. 게다가 좁은 외양간에서 병에 감염되지 않도록 항생물질까지 투여한다고 한다(제1장 '잘못된 정보 11 • 우유는 몸에 좋은 음료다' 참고).

물론 나라에서 정한 안전 기준을 따르고 있으니 괜찮다고 주장하는 사람도 있지만 소고기만 대장암을 늘리는 데는 이유가 있다고 생각하는 편이 좋을 듯하다. 나는 소고기 자체가 나쁘다기보다는 소의 성장 환경에 문제가 있다고 생각한다. 또한 최근 세계에서 급증하고 있는 전립선암이나 유방암 발병과도 관계없다고 딱 잘라 말하긴 어렵다.

유방이나 전립선은 에스트로겐, 테스토스테론 등 성호르몬과 관련 있는 기관이다. 원래라면 자연스럽게 자랐을 소에게 부자연스러운 형태로 투여한 비육 호르몬제가 어떠한 형태로든 사람의 성호르몬에 영향을 끼칠 가능성은 부정할 수 없다.

소고기는 산지를 유심히 살펴보고 조리법에도 신경 쓰자. AGE를 늘리지 않으려면 스테이크는 웰던보다 레어를 먹자. 또 전골 요리보다는 샤부샤부를 추천한다. 참고로 조리 전에 고기를 식초에 담가두면 AGE가 줄어든다.

4
고기류

고기는 여러 부위를 골고루 먹는다

원주민은 내장 부위가 주는 건강상의 효과를 알고 있었다

야생에서 생활하는 육식 동물은 먹이를 차지하면 우선 창자부터 먹는다. 프라이스 박사가 연구를 위해 세계 곳곳을 다니며 만났던 원주민들도 마찬가지였다. 그들은 멧돼지를 잡으면 간장, 난소, 골수 등을 먼저 먹었다. 그리고 마지막으로 허벅지나 등에 붙은 일반적인 고기를 먹었는데, 이런 고기가 남으면 가축에게도 나눠줬다.

내장에 포함된 미네랄, 비타민 등 미량의 원소는 원주민들이 건강을 유지하는 데 도움이 되었을 것이다. 이런 그들의 식습관을 통해 고기는 여러 부위를 먹는 편이 좋다는 점을 유추할 수 있다.

닭꼬치 가게만 가더라도 정육이나 날개뿐만 아니라 간, 심장, 모래주머니 등의 내장을 주문하는 사람이 많은데 과연 이들은 부지불

식간에 이치에 맞는 건강식을 선택한 셈이다. 가족들과 전골 요리를 먹을 때는 지금까지 사지 않았던 내장 고기도 넣어보자.

5
어패류

청어를 매일 먹는다

고등어, 전갱이, 삼치, 멸치 등을 섭취하면 암 발병률이 낮아진다

생선을 많이 먹은 사람은 오메가3 계열의 기름인 EPA나 DHA도 많이 섭취하게 된다. EPA나 DHA를 많이 섭취한 사람은 그렇지 않은 사람에 비해 동맥경화나 암이 발생할 위험이 낮아지며 장수하는 경향이 있다고 밝혀졌다.

일본인이 서양인에 비해 심근경색이 적은 이유는 생선과 대두 제품을 많이 먹기 때문인 듯하다. EPA나 DHA는 특히 고등어, 전갱이, 삼치 등 청어에 풍부하다. 하루에 청어를 50그램 정도는 먹으면 좋다.

참고로 삼치 한 마리는 120그램이다. 삼치를 소금과 함께 익혀(소금은 적게 뿌려야 한다) 내장째 한 마리를 먹으면 매우 좋다.

6
어패류

우유보다 작은 생선을 먹는다

정어리, 연어, 참치, 가다랑어, 장어가 지닌 굉장한 힘

통째로 말린 정어리에는 85그램당 370밀리그램의 칼슘이 들어있다. 비타민D도 함유되어 칼슘을 흡수하기 쉽고 골다공증이 걱정인 사람에게는 우유보다 정어리를 더 추천한다.

연어에는 EPA나 DHA뿐만 아니라 항노화 물질인 아스타잔틴(astaxanthin)이 풍부하다. 또 참치나 가다랑어같은 회유어에는 피로가 풀리는 카르노신(carnosine)이 많고 EPA나 DHA도 있다. 참치를 좋아하는 사람은 그 습관을 오래 유지할 만하다.

생선은 '청어가 가장 좋지만 그 어떤 생선이라도 적극적으로 섭취해도 된다'고 생각하는 것이 좋다. 하지만 말린 생선은 주의할 필요가 있다. 생선을 말리면 내부에 포함된 지방이 산화되기 때문이다.

7
어패류

어패류는 되도록 통째로 먹는다

튀김보다는 회나 조림을 선택하자

식재료를 고열로 조리하면 AGE라는 노화 촉진 물질이 생긴다. 그러니 생선은 되도록 회로 먹자. 만약 가열해야 한다면 튀기거나 볶는 대신 찌거나 삶는 조리법을 택하는 편이 좋다.

또한 작은 전갱이와 같은 작은 생선은 머리와 꼬리까지 통째로 먹자. 반죽을 입히지 않고 튀기면 뼈까지 부드러워진다. 이렇게 튀긴 생선은 식초와 올리브유로 버무려 먹어도 좋다.

말린 치어도 통째로 씹어 먹자. 말린 치어에는 멸치처럼 풍부한 칼슘과 칼슘 섭취에 필요한 비타민D가 함유되어 있다. 환자들에게 말린 치어 섭취를 권유한 뒤 골밀도의 검사치가 개선된 사례가 꽤 많다. 할머니가 손자에게 '뼈를 튼튼하게 하려면 말린 치어를 먹어

식사가 잘못됐습니다 2

라'고 한 말은 옳다.

　이렇게 생선은 몸에 좋은데 1935년부터 1971년까지 일본 전국의 990군데 이상 마을을 조사한 의학박사 곤도 쇼지는 '생선만 많이 먹고 채소를 적게 섭취한 마을은 수명이 짧았다'고 밝혔다.[52] 포유류인 인간은 생선만 먹으면 영양분이 한쪽으로 치우치기 때문에 이를 보충해줄 채소(비타민과 미네랄)가 필요하다고 본다. 그러니 생선과 채소를 함께 섭취하면 더할 나위 없이 바람직하다.

고등어·연어 통조림을 활용한다

된장이나 설탕으로 조린 통조림은 주의하자

가공한 식품은 기본적으로 추천하지 않지만 생선 통조림은 먹어도 괜찮다. 칼슘이 풍부한 연어 등뼈 통조림도 좋고 EPA나 DHA를 함유한 고등어나 참치도 좋다. 다만 설탕이나 된장으로 조린 것은 피해야 한다. 간단한 술안주가 필요하다면 다량의 설탕과 소금 등의 양념을 넣어 구운 멸치 통조림보다는 올리브유로 조린 정어리를 고르는 습관을 길러두자.

또 통조림 기름을 짜서 버리는 사람이 많을 텐데 전부 그대로 사용해보자. 기름을 먹으면 살찔 것 같으니 버리겠지만 실제 살찌는 원인은 지방이 아니라 당질에 있다.

9
어패류

조개로 마그네슘을 섭취한다
아주 오래전부터 인류가 섭취해온 식재료

조개에는 뼈를 만드는 필수 성분인 마그네슘이 많이 들어있다. 마그네슘은 당뇨병 예방에도 중요한 역할을 한다.[53] 보건 당국이 권장하는 성인의 하루 마그네슘 섭취량은 남성이 320~370밀리그램, 여성이 270~290밀리그램이다. 조개껍데기를 제외한 생조개 100그램 안에 함유된 마그네슘은 모시조개 100밀리그램, 대합 81밀리그램, 굴 74밀리그램, 함박조개 75밀리그램, 소라 92밀리그램, 고동 84밀리그램이다.

다만 바다 안에 있던 조개류에는 염분이 많이 들어있기 때문에 요리하기 전에 확실히 염분을 제거해야 한다. 제거 과정이 귀찮다면 모시조개 통조림도 괜찮다. 미네랄은 가열해도 없어지지 않는다.

10
달걀·생선알

제대로 된 달걀을 즐겨 먹는다

알고 보면 놀라울 정도로 우수한 영양 만점 식품

콜레스테롤 함유량이 많은 대표적인 식품은 달걀이다. 그래서 콜레스테롤 수치가 쉽게 높아지는 폐경 후 여성에게는 달걀을 되도록 먹지 말라는 지도가 이루어지곤 했다. 하지만 미국 텍사스대학교의 마이클 브라운과 조지프 골드스타인이 '콜레스테롤은 간장에서 만들어진다'는 사실을 발견한 이후로 지금까지의 통설은 뒤집혔다.

달걀에는 비타민A, 비타민D, 마그네슘 외에도 콜린(choline), 메티오닌(methionine), 리소자임(lysozyme) 등 우수한 성분이 많이 들어있다. 콜린은 뇌를 활성화하는 작용이, 메티오닌에는 항산화 작용이 있어 노화 억제를 기대할 수 있다. 또 리소자임은 감기약에 들어가는 '염화 리소자임 배합'으로 알려진 성분인데 세균을 물리치는 효과가 있다. 이와 같이 달걀은 보기 드물 정도로 상당히 우수한 식품으로 하루에 2~3번 정도 꾸준히 제대로 먹는 편이 좋다.

또한 달걀은 다른 식품과 마찬가지로 생으로 먹는 편이 가장 효과적이다. 그만큼 달걀은 위생 면에서도 신뢰할 만하다. 무를 갈아서 함께 먹거나 치어를 곁들여 먹어도 맛있다. 다만 닭의 성장 환경은 신경 쓸 필요가 있다. 좁은 계사에 갇힌 상태에서 화학적인 먹이를 먹고 자란 닭에서 난 달걀은 저렴하지만 껍질이 깨지기 쉽다. 영양가도 낮지 않을까?

품질이 좋은 달걀의 특징으로는 흰자가 부풀어 오른 상태이거나 노른자에 탄력이 있다는 등 다양한 말이 있다. 그렇다고 슈퍼에서 달걀을 직접 깨볼 수는 없는 노릇이다. 이때 가격을 하나의 기준으로 볼 만하다. 가령 유기농 사료를 먹고 자란 닭에서 난 달걀은 싸게 파는 달걀보다 많게는 약 10배 높은 가격으로 팔린다. 이렇게까지 비싼 달걀을 사지 않더라도 판매 중인 달걀 가운데 다소 비싼 가격을 고르면 어떨까? 비싸다고는 해도 달걀은 원래 경제적으로도 우수한 식품이다. 참고로 달걀 껍질이 하얗거나 노란 이유는 오로지 품종의 차이이지 품질의 차이는 아니다.

11
달걀·생선알

생선알은 착색료를 주의한다
통풍은 퓨린보다 체질과 관련 있다

요산 수치가 높은 사람은 퓨린(purine)을 많이 함유한 연어알젓, 명란젓 등의 생선 알을 삼가야 한다고 알려져 있지만, 요산 수치는 콜레스테롤 수치와 마찬가지로 식사보다는 체질과 크게 관련이 있다.

우리 병원을 찾는 환자도 그렇지만 원래 퓨린을 많이 만들어내기 쉬운 사람이 있어 식사를 주의해도 요산 수치가 좀처럼 떨어지지 않는다. 반대로 평소에 자주 생선 알을 먹는데도 요산 수치가 정상치 하한보다 낮은 사람도 있다. 즉 콜레스테롤 수치처럼 타고난 체질에 달려있다. 통풍 발작이 두렵다면 치료를 받으면 된다. 좋아하는 생선 알을 참을 필요는 없다.

그런데 생선 알 식품과 관련해 주의해야 할 점은 바로 첨가물이다. 명란젓 등에 붉은 색을 선명하게 하고자 아질산나트륨을 사용하는 경우가 많기 때문이다. 또한 여기에 소금도 많이 쓰인다. 이 배합은 우리 몸에 상당히 안 좋다. 강한 염분으로 위 점막에 상처가 나 있는 상태에서 아질산나트륨까지 작용하면 발암을 촉진할 수 있다. 실제로 일본 국립암연구센터가 실시한 역학 조사에서 염장 생선 알을 빈번하게 먹은 사람은 위암 발생률이 높은 것으로 알려졌다.

염장 생선 알 섭취 빈도를 '거의 안 먹음', '주 1~2회', '주 3~4회', '거의 매일'과 같이 네 그룹으로 나눠 조사한 결과, 남성은 '거의 안 먹음' 그룹과 비교해 '주 1~2회'는 1.58배, '주 3~4회'는 2.18배, '거의 매일'은 2.44배나 위암에 걸리기 쉽다는 결과가 나왔다고 한다.[54] 표시 성분을 잘 살펴보고, 아질산나트륨이 들어가진 않았는지 확인한 후에 염분을 과다 섭취하지 않도록 적당히 먹자.

12
채소

채소는 하루에 350그램을 먹는다

몸을 조절하고 원활하게 움직이도록 돕는 윤활유

앞서 언급한 후성유전학 연구에서도 채소에 함유된 다양한 성분이 건강에 효과적이라는 점을 밝혔다. 그런데 왜 채소가 몸에 좋을까? 채소에는 5대 영양소 중 하나인 비타민, 미네랄, 식이섬유가 들어 있다. 비타민과 미네랄은 우리 몸의 생리 기능을 조절한다.

아무리 근육과 내장이 튼튼해도 원활하게 움직이지 않으면 건강하게 지내기 어렵다. 비타민이나 미네랄이 풍부한 채소를 먹으면 우리 몸은 윤활유로 윤택해지는 듯한 상태가 된다. 또한 식이섬유의 작용도 간과해선 안 된다. 식이섬유는 탄수화물의 한 종류로 분류되지만 포도당으로 분해되지 않고 대장까지 전달된다. 이때 변의 양을 늘리거나 장내 세균의 먹이가 되어 장의 움직임을 조절해준다. 게다가 식이섬유는 10~15배의 물을 흡수할 수 있어 변비를 개선하고 장의 유동성을 높여주어 발암 물질이 줄어든다. 또 위에서 소화를 늦추고 혈당치 상승을 억제하여 담즙산이 늘어나고 재흡수를 억제하여 LDL 콜레스테롤을 낮춰준다.[55] 식이섬유는 셀러리 섬유질처럼 튼튼한 형태로 존재하지는 않는다. 다양한 채소, 버섯, 해조류, 곤약 등에도 많이 들어있다.

채소의 섭취량은 하루에 350그램이 권장된다. 정식에 함께 나오는 작은 반찬 그릇에 담긴 나물 무침은 대체로 70그램이다. 야채 볶음이나 마파 가지를 메인으로 한 반찬은 두 배 정도 더 많다. 그러니 작은 반찬 그릇으로 먹는다면 하루에 5개를, 아침 점심에 나눠서 먹으면 된다.

생채소 샐러드는 비타민이 많아서 좋지만 무침으로 만들면 양을 많이 섭취할 수 있다. 어느 쪽이든 장단점이 있다. 적당히 조합해서 채소를 많이 섭취하도록 하자.

13
채소

잎채소와 열매채소 위주로 매일 먹는다

당질이 많은 뿌리채소는 적게 먹자

채소는 크게 잎채소, 열매채소, 뿌리채소로 나눌 수 있다. 먼저 잎채소는 시금치, 소송채와 같이 잎이 있다. 그중에서도 모로헤이야와 같은 색이 진한 채소는 칼륨이 많은데 섭취하면 칼륨 대신 나트륨(염분)이 배출되어 혈압을 낮추는 효과가 있다.

다음으로 토마토, 가지, 오이, 오크라, 애호박 등 먹는 부위가 열매인 채소를 열매채소라고 한다. 열매채소 중 단 토마토는 너무 많이 섭취하지 않도록 해야 한다. 또한 토마토와 가지는 껍질과 속 사이에 영양분이 많이 함유되어 있으니 전부 먹도록 하자. 한편 감자류, 호박, 연근 등 뿌리채소를 먹고 야채를 많이 먹었다고 여기는 사람이 있는데 실제로는 탄수화물만 섭취한 것과 다름없다.

14
채소

헷갈리면 배추과 채소를 먹는다

배추과 채소는 사망 위험률을 낮춘다

최근 연구에서는 브로콜리, 콜리플라워, 순무, 무, 양배추, 배추, 물냉이, 루꼴라, 청경채 등의 배추과에 속한 채소에 주목한다. 배추과 채소에 많이 함유된 설포라판(Sulforaphane) 이라는 성분이 혈당치를 낮춘다는 점을 스웨덴 룬도대학 연구팀이 밝혔다.[56] 특히 브로콜리의 새싹인 '브로콜리 스프라우트'에는 설포라판이 많아 합병증 발병 위험을 낮추는 효과가 있다. 이를 2형당뇨병 치료에도 활용할 수 있지 않을까 기대를 모으고 있다.

또한 국립암연구센터가 2017년에 발표한 연구 결과로 배추과 채소를 많이 섭취한 남성이 폐암에 덜 걸린다고 밝혀졌다. 하지만 효과는 담배를 피우지 않은 남성에게만 있었고 여성은 적용되지 않았다.

논문에 따르면 아시아 사람은 유럽 사람보다도 배추과 채소를 많이 섭취한다고 한다. 일본인은 하루에 59.8그램을 섭취한 반면 미국인은 22.6그램으로 절반 이하였다.[57] 게다가 2000년 자료에서 흡연율이 일본인 남성은 51.3퍼센트였는데 미국인 남성은 27.7퍼센트였다. 이 점으로 미루어보건대 흡연자가 줄어들면 평소에 배추과 채소를 많이 섭취하는 일본인 남성의 폐암 예방 효과도 더욱 커질 듯하다.

채소는 조리법도 중요한데 생채소가 이소티오시아네이트(isothiocyanate) 활성을 높게 보존한다. 1993년 일본인이 실시한 연구에서 생양배추가 폐암 예방에 효과가 있다고 밝혔다.[58] 여러 정보들을 종합하면 배추과 채소, 특히 생양배추를 많이 먹으면 폐암 예방으로 이어진다고 말할 수 있다.

배추과 채소는 슈퍼에서 간단히 구입할 수 있다. 어떤 채소를 먹어야 좋을까 고민될 때는 1순위로 배추과 채소를 고르자.

15
채소

곁들여 나온 파슬리를 남기지 않는다

보조 역할을 했던 채소야말로 영양 면에서는 주인공이었다!

이번에는 앞서 언급한 '이소티오시아네이트'라는 성분에 대해 좀더 설명하고자 한다. 이소티오시아네이트에 관련된 연구는 다양하게 이루어지고 있는데 국립암연구센터 등의 연구에서는 남성에게는 암 예방에, 여성에게는 뇌·심장질환 예방에 효과가 있다고 말한다.[59]

이소티오시아네이트는 매운 성분 중 하나로 배추과 채소 자체에 함유된 것이 아니라 시니그린(sinigrin)이라는 성분이 분해되면서 생성된다. 가령 갈아둔 무는 알싸한 매운 맛이 있는데 무 자체는 별로 맵지 않다. 무를 가는 과정에서 시니그린이 분해되고 이소티오시아네이트가 많이 생성되기 때문이다. 시니그린이 가장 많이 함유된 야채는 물냉이다. 물냉이를 씹을 때 매운 맛을 느끼는 이유는 이소티오시아네이트가 생성되어서다.

갈아둔 무, 물냉이도 요리에 곁들이는 야채로만 활용되지만 다 먹어두는 편이 좋다. 보조 역할을 주로 담당하는 파슬리도 비타민C, 비타민E, 비타민K 등이 풍부하게 들어있어 매우 우수한 식품이니 남기지 말고 먹도록 하자.

참고로 이소티오시아네이트는 휘발하는 성질이 있으니 가열하는 요리나 보존 요리에는 맞지 않다. 있는 그대로의 상태에서 조리한 직후 먹어야 높은 효과를 볼 수 있다. 무는 조리지 말고 갈아서 먹는 편이 가장 좋다. 또 막 갈아둔 상태여야 좋으니 먹기 직전에 갈도록 하자.

16
채소

제철 음식을 먹는다
영양을 버리지 않는 식사법

하우스 재배가 늘어난 덕분에 지금은 거의 모든 채소를 일 년 내내 먹을 수 있지만 제철 채소에 함유된 영양이 가장 풍부하다. 가령 시금치의 비타민C 함유량을 살펴보면, 제철인 겨울에 수확한 것에는 100그램 중 60밀리그램이나 있었던 반면 여름에 수확한 것에는 100그램 중 20밀리그램으로 확 줄어들었다.[60] 그래서 채소는 되도록 제철에 먹는 편이 현명하다.

조리법도 중요하다. 비타민B군이나 C등 수용성 비타민을 데치면 비타민이 새어 나오니 채소를 가열할 때는 데치기보다는 찌는 편이 좋다. 한때 타진냄비가 유행했는데 이 기구는 채소를 가열하기에 적합하다. 또는 전자레인지로 가열해도 괜찮다.

17
채소

유기농·무농약 채소를 먹는다

채소는 비용 대비 효과가 높다

나는 채소를 먹을 때 되도록 유기농·무농약을 먹는다. 현 시점에서 농약이 주는 해악을 확실히 증명할 수는 없지만 유기농·무농약 채소를 먹는다. 그 이유는 농업에 종사하는 68세 남성 환자가 언젠가 "우리가 먹을 채소는 다른 밭에서 무농약으로 재배해요. 농가는 모두들 그렇게 하죠. 농약은 독성이 심해서 벌레는 안 들러붙지만 그만큼 당연히 인체에도 해를 끼칠 테니까요" 하고 말해주었기 때문이다.

환자는 농협의 독자적인 시스템에 대해서도 이야기해주었다.

"농협이 농약을 판매하기 때문에 큰 수고와 돈을 들여서 무농약으로 만든 채소도 일반 채소와 동일한 가격으로만 사들입니다. 그래서 무농약 채소로 생계를 이어가려면 스스로 판매 루트를 찾아야만 하니까 힘들죠."

그래서 아무리 무농약 채소가 좋아도 무농약 채소를 판매하기란 결코 쉬운 일이 아니라고 한다.

최근에는 채소의 씨앗이 문제가 되고 있어 씨앗을 판매하는 가게가 '씨앗을 생성하지 않는 F1씨앗'이라는 채소를 개발 중이라고 한다. 씨앗이 생기지 않는 채소라면 농업 종사자가 매번 새롭게 씨앗을 사야 한다. 여기에도 비즈니스가 발생한다. F1씨앗과 달리 기존에 있던 채소는 '고정 씨앗'이라고 부르는데 고정씨앗 쪽이 훨씬 맛있다고 한다. F1씨앗이 건강에 어떤 영향을 주는지는 아직 확실히 밝혀지지 않았지만 위험성에 경종을 울리는 책이 출판되고 있는 상황이다.[61]

그런데 일단 무농약 채소는 비싸다. 어느 날 소송채 가격을 보니 슈퍼에서는 128엔이었는데 전문점에서 파는 유기농·무농약 소송채는 무려 348엔이었다. 가격 차이가 220엔이나 났다. 이 차액을 지불할 가치가 있는지 없는지는 저마다의 생각에 달렸다. 하지만 무심코 사게 되는 캔커피나 청량음료에 들이는 돈을 채소에 쓸 가치는 충분히 있지 않을까?

물론 무농약 채소를 판매하는 가게를 근처에서 찾기 힘들 수도 있다. 이때는 영양을 잃을 수도 있지만 채소를 물에 정성껏 씻어야 한다. 돈과 수고를 적절히 배분하도록 하자.

혈압에는 매일 해조류를 먹는다

미역귀, 다시마 등으로 간단하게 칼륨, 마그네슘을 섭취하자

2014년에 발표된 PURE 연구에 따르면 염분 섭취가 많으면 이와 비례해 혈압이 상승한다(염분량이 1그램씩 늘어남에 따라 수축기 혈압이 2.1 올라간다)고 한다. 게다가 염분을 많이 섭취하면 사망률이 1.25 배, 심혈관 질환에 따른 사망률이 1.54배, 뇌졸중에 따른 사망률도 1.29배 상승했다.

한편 칼륨 섭취량은 나트륨(염분)과 완전히 반대로 많이 섭취한 사람이 사망률, 심혈관질환 사망률, 뇌졸중 사망률 모두 낮았다.[62] 염분 과다 섭취가 수명을 줄어들게 하고 각종 병을 불러일으킨다는 점을 확실히 증명한 연구였다.

미역, 다시마 등으로 대표되는 해조류에는 칼륨이 많이 들어있

다. 칼륨이 많은 식품을 섭취하면 나트륨이 배출된다. 평소에 염분을 많이 섭취하게 되는 사람, 혈압이 걱정인 사람은 해조류를 적극적으로 먹어야 한다. 또한 해조류는 마그네슘도 풍부하여 골다공증이나 당뇨병 예방에도 도움이 된다. 거기에 식이섬유도 상당히 많아 장내 세균의 먹이가 되기도 한다.

예를 들어 생미역 100그램 중에는 칼륨이 730밀리그램, 마그네슘이 110밀리그램, 식이섬유 3.6그램이 함유되어 있다. 건조된 다시마는 10그램 중에 식이섬유 3.5그램이 들어있다. 슈퍼에서 작은 팩에 넣어 파는 큰실말이나 미역귀는 한 팩당 약 20그램 정도다. 이것만으로도 칼륨은 150밀리그램 가까이 섭취할 수 있다. 혈압이 걱정인 사람은 매일 1팩씩 먹도록 노력해볼 만하다. 다만 염장한 해조류에는 염분이 많이 들어있다. 몇 번이나 물에 씻는 등 소금기를 잘 제거해두자.

더욱 간단히 해조류를 섭취하려면 건조된 것을 고르자. 물에 담가두기만 해도 바로 활용할 수 있고 수프에 곁들여 먹어도 좋다. 김도 우수한 식품이다. 다만 소금으로 양념된 김은 염분이나 화학조미료가 들어있으니 일부러 먹을 필요는 없다.

19
버섯

버섯은 많이 씻지 않는다
최근 주목받고 있는 비타민D가 특히 풍부하다

최근 비타민D가 주목받고 있다. 비타민D의 혈중 농도가 높은 사람은 간장암, 유방암, 난소암 등 거의 모든 암의 발병률이 낮아진다고 밝혀졌다. 일본 국립암연구센터의 연구에서 암에 걸릴 확률을 20퍼센트 이하로 낮춰준다는 반가운 결과가 의학 잡지 〈BMI〉에 실렸다.[63] 또 칼슘 흡수에는 비타민D가 필요한데 골다공증 예방을 위해서도 섭취해야 한다.

비타민D를 함유한 식품이 많지 않지만 버섯은 예외다. 특히 목이버섯에는 비타민D가 풍부한데 건조 상태에서는 100그램 중 85.4마이크로그램(μg), 데쳐도 25.3마이크로그램을 함유한다. 그 외에 새송이버섯, 잎새버섯에도 비타민D가 많다.

모든 버섯 종류는 식이섬유가 많아 장내 환경을 정돈해준다. 또 칼륨이 풍부한 반면 나트륨은 적어서 혈압이 걱정인 사람도 적극적으로 섭취할 만한 식품이다. 참고로 버섯을 물에 푹 담가 열심히 씻으면 영양소를 잃게 되니 조심하자. 돌에 붙어 있던 부분을 잘라내면 대체로 깨끗해지니 버섯 종류는 씻을 필요가 없다. 영양을 생각하면 버섯은 그대로 조리하는 편이 좋다.

버섯을 먹을 때는 버터나 올리브유와 함께 볶거나 호일로 감싸서 쪄도 좋다. 냄비에 넣어 조리하면 영양소가 빠져나와 버린다. 가능하다면 버섯국으로 만들어 흘러나온 영양분까지 전부 먹도록 하자.

버섯은 냉동 보관이 가능하다. 한 번 사용할 만큼의 양을 나눠서 냉동해두고 더욱 간편하게 우수한 건강 식재료인 버섯을 자주 먹도록 하자.

20
유제품

우유는 일부러 마시지 않아도 된다
오랜 시간 동안 각종 의문이 제기되는 데는 분명 이유가 있다

지금까지 살펴본 대로 우유는 몇 가지 문제를 내포한다. 적어도 대장암이나 1형당뇨병 발병과 연관이 있을 가능성은 부정하기 어렵다. 대장 내시경 실시 숫자는 일본이 1위일 것이라고 호언장담하는 소화기내과 선생은 '우유를 자주 마시는 사람 중 대장암에 걸리는 경우가 많다'고 단언했다. 또 나와 같은 당뇨병 전문의들은 '북유럽에 1형당뇨병이 많은 이유는 유제품 과다 섭취에 원인이 있다'는 설[64]을 주지하고 있다. 환자의 혈액 안에는 높은 확률로 1형당뇨병의 원인이 되는 자가항체가 생기고, 이로 인해 1형당뇨병에 걸리는 것으로 추측된다. 게다가 태어난 직후 바로 우유를 섭취하면 1형당뇨병의 발병 빈도가 높아진다고 발표된 사례도 있다. 아직 단정 짓기

는 이르나 1형당뇨병은 하루에 4회 인슐린 주사를 맞아야 하는 병이라 그냥 흘려듣기는 찜찜하다. 하지만 프라이스 박사의 연구에서 알게 되었듯이 가열 살균하지 않은 신선한 우유를 많이 마시고 장수하는 사람들이 있다는 점도 사실이다. 그래서 나는 소나 우유 자체가 나쁘다고 보지는 않는다.

우유는 소의 사육 환경이나 제조 방법에 따라 완전히 달라진다고 생각하는 편이 좋다. 자연 방목 환경에서 자유로이 목초를 뜯으며 스트레스 없이 자라난 소에게서 짠 우유를 저온 가열(60도 정도)로 처리했다면 분명 건강에 좋을 것이다. 다만 가격이 비싸고, 쉽게 구매하기는 어렵다.

단순히 저온 살균 처리를 한 우유라면 이미 유명한 식품 기업에서 제조해 슈퍼에서도 1팩(1ℓ) 350엔 정도로 판매했을지도 모른다. 하지만 사육 상황까지 고려해서 만들었다면 한 자릿수가 더 늘어날 수밖에 없다. 이렇게까지 해서 우유를 마실 필요가 있을까? 나라면 그 돈을 무농약 채소에 쓰겠다.

대부분 어릴 적부터 '우유가 몸에 좋으니 마셔라'는 말을 듣고 자랐을 텐데 어른이 된 지금도 당시 습관대로 꾸준히 마시고 있지는 않은가? '우유는 안 마셔도 된다'고 발상을 바꿔보자. 나 자신도 두유는 자주 마시지만 우유는 거의 안 마신다. 그렇다고 딱히 건강에 문제가 생기지도 않았다.

21
유제품

색이 연한 천연 치즈를 고른다

가공 치즈는 전쟁터에서 보존 기간을 늘리려고 만든 식품

100세가 넘어서도 건강하게 일하는 사람이 많기로 유명한 이탈리아 반도 서쪽의 사르데냐섬에서는 양과 산양의 치즈를 많이 섭취한다. 치즈는 양질의 단백질, 지방, 비타민, 미네랄이 풍부하여 오래전부터 유럽에서는 많이 먹었다.

일하는 도중에 배가 약간 고파질 때 주먹밥이나 스낵 과자 대신 치즈를 먹으면 좋다. 다만 천연 치즈를 고르도록 하자. 내가 어릴 적 먹었던 치즈는 가공 치즈였다. 원래 가공 치즈는 '전쟁터로 향하는 미국 병사를 위해 냉장고에 넣지 않아도 보존 가능한 치즈를 만들어 달라'는 요구에 따라 만들어졌다. 방부 처리를 하거나 성분을 개조하는 '가공'을 거치기 때문에 이 이름이 붙었다. 비단 치즈뿐 아니라 다양한 식품에 적용되는 부분인데 오래 보존할 수 있다고 안심해서는 안 된다. 안전한 치즈라면 점점 곰팡이가 피어야 한다. 부자연스럽게 보존 가능한 가공 치즈는 되도록 먹지 않도록 하자.

지금은 백화점 지하 식품 코너나 고급 슈퍼에 가면 종류가 다양한 천연치즈를 구입할 수 있다. 천연치즈 중 체다, 고다, 파르미자노 레자노와 같이 색이 진하고 숙성이 진행된 치즈에는 AGE도 염분도 많다. 그래서 모차렐라, 코티지, 마스카르포네 등 신선하고 색이 연한 치즈를 추천한다.

치즈는 샐러드에 넣거나 고기나 생선과 조리하면 반찬으로도 활용할 수 있다. 치즈에 함유된 지방분이 위 점막을 보호해주기 때문에 위스키 등 강한 술을 마실 때 안주로도 제격이다. 사르데냐섬에 거주하는 건강한 고령자는 양이나 산양의 치즈를 먹는다. 그들의 식생활을 본받는 것도 좋은 방법이다.

요구르트는 식후에 먹는다

건강 효과는 미지수이지만 현명하게 먹자

우리는 대체로 발효 식품에 과한 기대를 걸곤 한다. 대표적으로 요구르트가 있다. 요구르트는 알다시피 우유에 유산균이나 효모를 섞어서 발효시킨 식품이다. 이때 사용하는 유산균에 따라 'ㅇㅇ에 효과가 있다'고 광고하는 상품이 슈퍼에 진열되어 있다. 식품 기업이 연구를 통해 새로운 상품을 출시하는데 과연 효과가 어느 정도일지는 아직 확실히 말할 수 없다. 요구르트는 파악하기가 어려운 식품이다. 그러니 필요 이상으로 많이 먹지 않는 편이 좋다. 설탕이 들어있지 않은 플레인 타입은 하루에 100~200그램이면 충분하다.

저지방을 강조한 요구르트를 일부러 고를 필요는 없다. 지금까지 여러 번 이야기했듯이 지방 섭취량을 줄이면 건강에 좋지 않다. 또한 요구르트와 함께 올리고당을 섭취하려고 노력하는 사람도 있다. 올리고당은 장내 비피더스균의 먹이가 되기 때문에 함께 섭취하면 효과적이다. 하지만 올리고당 외에 꿀이나 바나나를 섞으면 당질 섭취량이 늘어난다. 그보다는 곤약을 추천한다. 곤약의 주성분인 글루코만난은 체내에서 분해되어 올리고당이 된다.

'요구르트에 곤약을 넣어서 먹는다고?' 하고 솔깃하게 듣는 분들이 많을 듯한데 조리용 곤약을 그대로 사용하라는 뜻은 아니다. 조리할 필요가 없는 회 곤약을 물로 깨끗하게 씻어서 한 입 크기로 잘라 넣으면 곤약 특유의 냄새를 거의 느끼지 않고 젤리처럼 먹을 수 있다. 또한 요구르트는 식후에 먹는 편이 좋다. 공복에 먹으면 위산이 강하게 분비되어 좋은 균을 죽이기 때문이다.

자신에게 맞는 요구르트는 광고에 기대지 말고 스스로 찾도록 하자. 한동안 꾸준히 먹어본 후 배의 건강 상태가 좋아졌다고 느껴지면 계속 먹어도 좋다고 본다. 참고로 우리 병원을 찾는 환자들의 데이터를 보면 카스피해 요구르트를 먹을 때 LDL 콜레스테롤 수치가 올라가는 경향이 있었다. 카스피해 요구르트만의 농후한 특성이 원인일지도 모르겠다.

빵은 버터를 발라 먹는다

혈당치 상승을 억제하는 효과가 있다

버터가 건강에 미치는 영향에 대해서는 아직 전문가 사이에서도 의견이 분분하다. 하지만 이 책에서 소개한 다양한 연구 결과를 보면 고기의 포화지방산은 결코 몸에 나쁘지 않다. 그렇다고 하면 동물성 유지인 버터의 경우도 동일하게 받아들여도 좋다고 본다.

버터에는 비타민A도 풍부하게 들어있다. 1큰술(약 10g) 정도 양이라면 요리할 때 넣거나 빵에 발라서 적극적으로 섭취해도 좋다. 이렇게 먹으면 혈당치 상승을 막아주고 살도 잘 찌지 않는다. 다만 질이 중요하다. 좋은 환경에서 자란 소에게서 짠 우유로 만든 버터인지를 꼼꼼하게 살펴보자. 버터뿐만 아니라 유제품 전체에 해당하는 말이다. 참고로 내가 구입한 미국산 버터의 포장지에는 '성장 호르몬과 항생물질을 투여하지 않고 오가닉 사료로 키운 소에서 짠 우유를 사용한다'는 문구가 있다.[65] 즉 반대로 말하면 '그렇지 않은 버터나 우유, 소고기도 출하된다'는 뜻이다.

버터는 자유롭게 자란 소에서 짠 우유로 만든 그래스페드 버터가 가장 이상적인데, 가격이 비싸기 때문에 일부 고급 식재료 상점이나 백화점 식품 코너에서 판매한다. 인터넷으로도 구매가 가능하다.

24
콩류

콩을 달게 조리지 않는다
세계적인 장수 지역에서 먹는 건강 식재료

앞서 언급한 장수 지역인 이탈리아 사르데냐섬 중부의 바르바기아에서는 작은 누에콩을 일상적으로 먹는다. 콩류에는 대체로 양질의 단백질이 풍부하게 들어있다. 또한 항산화작용을 하는 폴리페놀과 비타민E도 다량 함유되어 있기 때문에 반찬으로든 간식으로든 다양한 콩류를 적극적으로 먹는 것이 좋다. 특히 대두는 칼슘이 풍부해서 자주 먹으면 좋다. 물론 완두콩 콩깍지, 풋콩, 누에콩 등이 출하되는 시기에는 공급량이 풍부한 제철 콩을 먹는 편이 가장 좋다.

시중에는 대두, 병아리콩, 핀토빈, 적화강낭콩, 강낭콩 등 건조시킨 콩 등이 다양하게 판매된다. 콩을 물에 불리기가 귀찮다면 조려도 괜찮으니 요리 재료로 다양하게 활용해보자. 한편 고령자들은

식사가 잘못됐습니다 2

설탕이나 물엿 등을 넣어서 콩류를 달게 조려야 한다고 생각하는 경향이 있는데 이렇게 먹으면 당질을 과다 섭취하게 된다. 그 대신 샐러드에 넣어서 먹거나 고기, 채소와 볶아서 먹는 것을 추천한다. 콩류는 되도록 다양하게 활용해서 즐기기를 권한다.

대두 제품을 자주 먹는다

당뇨병을 극적으로 개선시킨 두부·낫토

두부 등의 대두 제품은 결점을 찾기 힘든 완벽한 식재료 중 하나다. 대두에는 각종 비타민과 식이섬유 외에 이소플라본, 레시틴, 사포닌 등 항산화 물질이 풍부해 LDL 콜레스테롤이 산화해서 변성 콜레스테롤로 바뀌는 현상을 막아준다. 대두 제품을 많이 섭취하면 유방암 발병률이 낮아진다고 밝혀진 연구 결과도 있다.[66] 또한 다이어트에도 효과적이라고 한다.

하버드대학의 영양학부 교수가 1986년부터 2010년까지 24년간에 걸쳐 미국인 약 13만 명을 대상으로 여러 식재료와 체중의 변화에 대해 조사한 결과가 〈공공과학도서관 의학(PLOS Medicine, Public Library of Science Medicine)〉에 게재되었다.[67] 이 연구 결과는 다양한 채소(감자, 옥수수, 콜리플라워, 잎채소, 브로콜리, 시금치)와 여러 과일에 비해 두부 등의 대두 식품을 자주 섭취한 사람의 다이어트 효과가 가장 컸다는 점을 보여주었다. 또 채소나 베리 종류, 사과, 배 등의 과일도 다이어트에 효과가 있었다. 하지만 대두 제품이 압도적으로 효과가 높았다.

지금 체인점으로 운영되는 일본 가정식 가게 등에서도 당질제한식을 제공하는 곳이 늘었다. 밥이나 빵 대신 두부를 주는 가게도 있다. 참 좋은 아이디어다. 우리 병원을 찾는 환자들도 집에서는 밥 대신 두부를 밥그릇에 담아, 여기에 낫토를 얹어 먹곤 한다. 이렇게 하면 우수한 대두 제품을 한 번에 두 배로 섭취하는 효과를 본다. 실제로 이렇게 먹은 환자는 당화혈색소(최근 1~2개월의 혈당치 추이를 알 수 있는 수치로 당뇨병 판별에 활용된다. 제4장 타입2. '당뇨병에 걸렸거나 당뇨병 예비군인 사람' 참고) 수치가 극적으로 개선되었다.

밥 대신 두부를 먹을 때는 연두부보다 일반 두부가 적합하다. 오키나와 두부처럼 딱딱한 두부라면 씹는 맛까지 즐길 수 있다. 참고로 건강식품으로 주목받는 콩고물은 대두를 찐 후 가루로 간 식품이다. 콩고물을 두유에 녹여 마시면 효과를 2배로 볼 수 있다. 하지만 설탕을 넣어 달달한 콩고물은 안 된다. 시중에서 판매하는 콩고물은 설탕이나 소금으로 맛을 내는 경우가 많으니 성분 표시를 잘 살펴볼 필요가 있다.

낫토는 저녁에 먹는다

뇌경색을 방지하는 약간의 노력

낫토가 건강에 좋다는 사실은 이미 많은 사람들이 숙지하고 있다. 나도 거의 매일같이 낫토를 먹는다. 발효식품인 낫토를 먹으면 장 내를 정돈해주는 효과를 볼 수 있다. 또 끈적이는 낫토에 함유된 나 토키나제(Nattokinase)는 혈전의 주성분인 피브린(fibrin)에 반응해 분해시킨다. 이때 뇌경색 등을 예방하는 효과가 생긴다. 나토키나 제는 섭취 후 10~12시간 정도 효과가 있다고 알려졌으니[68] 아침 대신 저녁에 먹기를 권한다. 뇌경색을 일으키기 쉬운 혈전은 심야 에서 아침 사이에 생길 때가 많기 때문이다.

낫토에 달걀을 섞어 먹는 사람도 있다. 이때 노른자만 넣도록 하 자. 낫토에는 바이오틴(biotin)이라는 미백 효과가 높은 성분이 들어

있는데 흰자에 함유된 아비딘(avidin) 성분은 바이오틴의 활동을 방해한다. 흰자는 버리지 말고 된장국에 넣어서 먹으면 된다. 낫토는 밥에 얹어서 먹기도 하고 유부에 넣어서 굽거나 오믈렛 속 재료 등 다양한 요리에 활용할 수 있다. 또 낫토에 갈아둔 무나 김치를 섞으면 술안주로도 제격이다. 여러 방법을 활용하여 하루에 1팩은 먹도록 하자.

안주는 풋콩을 고른다

대두처럼 영양이 풍부하다

풋콩은 일본인이 좋아하는 안주 중 하나로 많이들 먹는 식품이다. 맛있어서 먹겠지만 영양 면에서도 상당히 우수하다. 풋콩은 대두가 아직 완숙되지 않아 푸른 단계에서 수확한 콩인데, 대두식품과 동일한 영양소가 들어있다. 특히 칼륨이나 인과 같은 미네랄, 비타민 K가 풍부하다.

대체로 풋콩을 삶아 먹는데 영양을 생각하면 구워 먹는 편이 좋다. 물로 씻은 후 껍질째 씻어서 소금을 뿌리는 것까지는 동일하다. 그 다음 프라이팬에 넣고 뚜껑을 덮어 열을 가하기만 하면 된다. 일부러 물을 끓이지 않아도 되고 영양분이나 맛도 물속으로 빠져나가지 않는다. 먹어보면 구운 풋콩의 맛이 더 진하게 느껴진다.

식사가 잘못됐습니다 2

28
콩류

배가 고플 때 견과류를 먹는다

세계적으로 인정받은 몸에 좋은 식품

미국의 다나 파머 암 연구소가 하버드대학 공중위생대학원 등과 공동으로 실시한 연구 결과에 따르면 한 주먹 정도 되는 견과류를 매일 먹은 사람이 전혀 안 먹는 사람에 비해 사망률이 20퍼센트나 낮았다고 한다. 일주일에 1번 먹기만 해도 7퍼센트가 낮았다.[69]

또한 스페인에서 이루어진 연구 결과가 2018년 〈뉴잉글랜드의학저널〉에 게재되었는데 엑스트라 버진 올리브유와 견과류를 많이 활용한 지중해식을 섭취하면서 혈관성 질환이 줄어들었다고 발표했다.[70] 게다가 견과류를 많이 먹으면(하루에 67g), 총 콜레스테롤 수치가 5.1퍼센트, 나쁜 균으로 치는 LDL 콜레스테롤 수치도 7.4퍼센트 낮아졌다고 보고했다. 살찌는 원인으로 작용하는 중성지방도

빠졌다고 한다.[71]

'견과류를 먹으면 살찌고 콜레스테롤 수치도 높아진다'는 인식은 큰 착각이다. 우리도 견과류를 많이 섭취해야 한다. 일주일에 3~5회 정도 먹는다면(주 7회 먹어도 괜찮다) 우선 1회 목표 섭취량을 약 30그램으로 잡고, 서서히 이 논문에 나온 것처럼 하루 67그램까지 늘려보자. 시중에는 아몬드, 개암, 호두 등을 섞어서 약 30그램씩 작은 봉지에 나눠 담은 제품도 판매한다. 견과류를 가방에 넣고 다니며 약간 배가 고플 때 먹으면 좋다. 다만 견과류를 고를 때 두 가지 중요한 점이 있다. 우선 소금이 들어가지 않은 것으로 골라야 한다. 또 하나는 곰팡이에 주의하자. 견과류에 들러붙는 곰팡이에서 나오는 독에는 강렬한 발암 작용이 있다.

한편 땅콩은 정확히 말하면 씨앗이지만 식품 성분으로는 견과류와 같은 범주에 넣는다. 하버드대학이 2017년 미국임상종양학회 잡지에 발표한 자료에는 대장암 환자가 견과류를 많이 먹으면 생존률이 개선된다는 내용이 있었다.[72] 하지만 땅콩에는 이 효과가 나타나지 않았다. 그래서 나는 땅콩을 추천하지는 않는다. 현재 일본에서 시판 중인 땅콩의 대부분은 중국산으로 제조 과정을 확인할 수 없고 소금을 듬뿍 쳤다는 점을 눈으로 확인할 수 있기 때문이다.

땅콩을 먹으려면 국산 중에서도 신뢰할 만한 것을 고르자. 또한 지금 유행하는 시판 아몬드 우유도 먹지 않는 편이 좋다. 몇 가지 제품의 성분을 확인해보았는데 설탕뿐만 아니라 수상한 것들이 섞

여 있었다. 건강에 좋다고 착각해 섭취하는 사람도 있는데 일부러
마실 필요는 없다.

과일은 공복 시에 먹지 않는다

제철 과일을 식후에 조금씩 먹자

과일의 과당은 포도당보다 더 중성지방으로 바뀌기 쉬운 성질을 지 녔다. 과일은 틀림없이 비만으로 이어지기 쉽다. 하지만 양질의 비 타민을 섭취하고자 할 때 이상적인 식품이라고도 할 수 있으니 살 찐다는 이유로 끊을 필요는 없다. 다만 먹는 방법에 주의해야 한다.

우선 과일을 주스로 만들지 말고 통째로 먹도록 하자. 오렌지라 면 껍질을 벗기고 하얀 속껍질까지 먹자. 이렇게 먹으면 섬유질도 섭취할 수 있고 씹는 과정을 통해 타액이 나오면 뇌에 '음식이 들어 왔다'는 신호가 전해져 빠르게 포만감을 느끼게 된다. 오렌지를 씹 어서 먹으면 1개로 충분히 만족할 수 있다.

공복 시에는 과일을 먹지 말아야 한다. 공복 시에 과일을 먹으면 혈당치가 급격히 올라간다. 이미 음식을 먹고 난 다음에 과일을 먹어야 원만하게 상승한다. 과일은 대체로 살찌기 쉽다는 점을 인식하되, 식후 디저트로 제철 과일을 약간만 먹는 편이 좋다.

한편 아보카도를 과일로 여기는 사람이 많은데 식품 분류상으로는 과일이지만 특수한 존재라고 볼 수 있다. 아보카도에는 탄수화물이 거의 없어서 당질제한식을 섭취할 때 적합한 식품이다. 또한 비타민E나 양질의 지방도 많이 함유하고 있으니 아보카도는 평소에 적극적으로 먹을 만하다.

신뢰할 만한 올리브유를 쓴다

저렴한 올리브유에는 의학적으로 우수한 특성이 없었다

유지 중에서도 현 단계에서 특히 권장하는 기름은 올리브유다. 건강에 좋은 기름이라며 참기름, 아마씨유 등이 다양하게 판매되고 있지만 확실히 우수하다고 평가할 만한 근거는 없다. 지방은 세포막 재료가 되는 중요한 영양소인 만큼 아직 신중하게 지켜볼 필요가 있다고 본다.

한편 지중해 여러 국가에서는 기원전 4000년경부터 올리브유를 생산했고 자주 섭취했다. 지금도 세계에 유통되는 올리브유의 40퍼센트가 스페인산이다. 소비량은 그리스가 가장 많은데 한 사람당 연간 24리터를 먹는다. 놀랍게도 한 달에 2리터나 소비하는 셈이다. 한 사람당 올리브유 연간 소비량은 스페인이 14리터, 이탈리아가 13리터다. 그들은 올리브유를 상당히 신뢰하며 올리브유 생산에 들이는 열정과 진지함 또한 굉장하다.

참고로 미국인의 올리브유 평균 섭취량은 일본인과 비슷한데 연간 1리터 정도다. 이 숫자를 봐도 지질의 섭취가 비만의 원인이 아니라는 점을 알 수 있다.

2013년의 〈뉴잉글랜드의학저널〉에 게재된 논문에는 엑스트라 버진 올리브유를 듬뿍 넣은 지중해식 다이어트(제2장 '칼로리 제한은 의미가 없다고 결론 낸 의학 논문' 참고)를 실시하면 체중이 감소할 뿐만 아니라 심장 발작, 뇌졸중 발병률이 30퍼센트나 내려간다는 내용이 실렸다.[73] 또한 지중해식 다이어트는 혈중 콜레스테롤 수치나 중성지방 수치를 개선하고 당뇨병 예방에도 도움이 된다고 한다. 재미있게도 이 연구에서는 엑스트라 버진 대신 저렴한 올리브유를 사용했을 때 나타나는 결과도 다뤘다. 이때는 심장질환이나 당뇨병 위험률 저하에 효과가 없었다. 역시 질이 중요하다.

스페인이나 이탈리아에서 만든 좋은 품질의 기름이라도 선편으로 적도 부근을 거쳐 장시간 운반되면 품질이 변하기도 한다. 너무 싸게 판매하는 기름은 품질을 의심해야 한다. 신뢰할 만한 가게에서 판매하는 엑스트라 버진 올리브유를 고르자. 또 가능하다면 열을 가하지 않은 상태에서 압착한 콜드프레스를 고르고, 냉장 유송 또는 온도 관리를 했는지도 따져보자.

31
곡류

쌀밥보다 단백질을 먼저 먹는다

탄수화물을 나중에 먹는 올바른 식사 순서가 건강을 지킨다

우리에게 밥은 굉장히 중요하다. 당질제한을 주장하는 나도 아예 먹지 말라고 할 생각은 없다. 다만 백미를 현미로 바꾸는 일은 충분히 검토해볼 가치가 있다. 정미 과정에서 다양한 영양소를 버리게 되는 백미와 달리 통째로 다 먹을 수 있는 현미에는 비타민이나 미네랄이 많이 들어있다. 또 오곡미, 납작보리 등 잡곡을 백미에 섞으면 백미만 먹을 때보다 비타민, 미네랄을 다량 섭취하게 된다. 하지만 이렇게 시도해볼 수 있는 장소는 집으로 한정되어 있다. 식당에서 외식을 하면 대체로 백미가 나온다. 그렇지만 이때 약간의 아이디어를 내면 건강을 지킬 수 있다.

밥이나 빵과 같은 탄수화물은 단백질, 지방, 식이섬유와 함께 먹

식사가 잘못됐습니다 2

으면 혈당치 상승이 억제된다.[74·75] 위장에서 소화 흡수가 늦어지기 때문이다. 특히 단백질, 지방, 식이섬유 중 어느 쪽이 가장 혈당치를 잘 억제하는지 비교한 연구가 있다.[75] 결과는 탄수화물과 단백질을 함께 먹을 때 효과가 가장 컸다. 소화 흡수를 늦출 뿐만 아니라 장에서 혈당치를 낮추는 인크레틴(incretin)이라는 호르몬을 분비하기 때문이다.

편의점에서 파는 주먹밥을 먹는다면 팥밥이나 구운 주먹밥과 같이 탄수화물로만 구성된 것은 피하고 고기나 참치를 넣은 주먹밥을 고르자. 다만 명란젓은 먹지 않는 편이 좋다. 식욕을 돋구는 붉은색을 유지하기 위해서 발암성 물질인 아질산나트륨이 쓰였을 가능성이 높다.

돈가스 덮밥이나 소고기덮밥도 나쁘지 않다. 고기뿐만 아니라 채소인 양파도 들어 있어서 혈당치 상승이 백미만 먹을 때보다 완만해진다. 중국식 볶음밥과 같이 식재료를 넣어 기름으로 볶은 밥도 추천한다. 정식 메뉴를 먹는다면 우선 고기와 생선과 같은 단백질 반찬을 먹고, 다음으로 채소를 먹은 후 마지막에 밥을 먹으면 혈당치 상승이 억제된다. 바로 밥부터 먹는 습관이 있는 사람은 처음에는 위화감이 들지도 모르겠다. 하지만 점점 익숙해진다. 장기적인 관점에서 본다면 이러한 습관은 건강을 유지하는 재산이 된다.

32
곡류

식빵보다 크루아상을 고른다
흰 식빵을 그대로 먹으면 건강에 전혀 도움이 안 된다

빵도 단백질이나 지방, 식이섬유와 함께 먹으면 혈당치 상승을 막을 수 있다. 건강 면에서 보면 흰 빵만 먹는 일은 최악이라 할 수 있다. 정말 맛있는 식빵은 막 구웠을 때 아무것도 바르지 않고 그냥 그대로 먹어야 한다고들 이야기한다. 하지만 건강을 생각한다면 찬성하기 어렵다.

우선 식빵보다 크루아상을 고르자. 버터가 많이 들어간 크루아상을 먹으면 식빵만큼 혈당치가 올라가지 않는다. 또한 식빵을 먹으려면 버터를 발라서 먹자. 여기에 단백질인 참치를 얹어 먹어도 좋고 식이섬유인 양상추까지 곁들이면 더욱 좋다. 또한 빵에 올리브유를 찍어 먹으면 버터를 발랐을 때보다 혈당치를 낮춘다는 사실이 밝혀졌다.[76]

33
곡류

시리얼은 반드시 당질량을 확인한다

성분 표시를 확인하고, 이미지에 속지 말자

미국과 유럽 사람들의 주식은 대체로 빵과 파스타와 같은 밀가루 제품이다. 밀가루에도 백미와 현미에 대해 다룬 이야기가 적용된다. 건강 의식이 높은 부유층 사람들은 정제된 밀가루로 만든 흰 빵보다 갈색 통곡빵을 즐겨 먹는다. 파스타도 통곡으로 만든 것을 고른다.

밀가루뿐만 아니라 보리, 쌀, 메밀 그 외 다양한 잡곡류를 통틀어 곡류는 정제하지 않고 통째로(통째로 먹는 곡물을 '홀 그레인(whole grains)'이라고 한다) 먹는 편이 좋다. 하지만 어설픈 지식을 갖춘 사람들은 '홀 그레인과 비슷한 것'에 속아 넘어간다. 통곡이 약간만 사용된 빵(즉, 거의 흰 빵이나 마찬가지)을 통곡이니 몸에 좋다고 여기며 마구 먹는다.

'글루텐 프리'에 대해서도 오해를 하고 있는데, '글루텐 프리=당질 프리'라고 생각하는 사람이 꽤 많다. 글루텐이란 밀가루에 함유된 단백질의 한 종류로 알레르기를 유발하는 원인이 된다. 그래서 밀가루 알레르기가 있는 사람은 글루텐 프리 식품을 먹는데 여기에는 밀가루 대신 쌀가루 등이 쓰인다. 그래서 당질이 상당히 많이 들어간다.

최근 걱정이 되는 식품은 바로 시리얼 종류다. 시리얼이란 옥수수, 귀리, 밀, 보리, 호밀, 쌀 등을 가공한 식품이다. 우유를 부어 먹을 수 있어 바쁜 아침에 애용하는 사람이 많다. 요즘 많이 팔리는 시리얼은 그래놀라인데 곡물을 가공하여 꿀이나 설탕, 메이플 시럽 등을 혼합한 것이다. 여기에 드라이 후르츠나 견과류를 섞은 제품이 가장 인기가 있는 듯하다. 이것을 먹으면 잡곡과 식이섬유를 듬뿍 섭취하게 될 것 같지만 어떤 제품에는 한 끼 분량인 50그램 안에 당질이 31.6그램(각설탕 약 8개분)이나 들어있다. 건강에 좋다고 생각해서 많이들 먹지만 아침부터 혈당치를 급상승시킬 가능성이 크다. 먹지 않는 편이 나은 식품이다. 유행에 휩쓸리지 말고 당질 함유량 등 본질적인 부분을 잘 살펴보아야 한다.

34
면류

라멘은 차슈 라멘으로 고른다

재료나 토핑으로 혈당치 상승을 막는다

밥이나 빵에 대한 지식은 면류에도 적용된다. 즉 면만 먹는 대신 단백질, 지방, 식이섬유 등을 함께 먹는 것이 좋다. 라멘을 먹는다면 양념한 돼지고기를 듬뿍 얹은 차슈 라멘이 낫다. 그리고 돼지고기와 함께 면을 먹자. 면을 먼저 먹으면 안 된다. 둘 중 우선순위는 고기에 두자. 그 외에 콩나물을 듬뿍 넣은 면류나 메밀국수도 식이섬유로 인해 혈당치 상승이 억제된다. 다만 고기 등 단백질도 넣어서 먹는 것이 가장 좋다.[77, 78] 돼지고기나 삶은 달걀을 토핑으로 추가해서 먹어보자. 요약하자면 칼로리가 신경 쓰여 식재료를 다양하게 넣지 않고 면만 먹는 방식이 가장 안 좋다.

메밀국수나 우동도 마찬가지다. 면을 곱빼기로 시키는 대신, 다양한 식재료를 얹은 메뉴를 골라서 면과 함께 먹도록 하자. 여름철에 맛있게 먹는 소면이나 냉국수를 먹을 때도 식재료를 첨가하자. 그런데 튀김을 얹은 메밀국수는 튀김옷에 탄수화물이 많으니 먹지 않는 편이 무난하다. 한편 염분을 너무 많이 섭취하지 않도록 면에 들어간 수프는 남겨두는 편이 좋다.

나도 옛날에는 라멘을 정말 좋아해서 주말에는 여러 가게를 다니며 맛을 비교해보곤 했다. 그래도 살이 찌지 않았던 이유는 식후 산책을 했기 때문이다. 체중이 불어나길 원치 않는 사람은 면류를 먹고 나서 반드시 20분 정도 걸어보라. 걷기만 해도 혈당치는 올라가지 않고 살도 찌지 않는다는 점을 나의 환자들도 종종 증언해준다.

35
음료

커피는 하루에 4~5잔 마신다

다양한 설이 있지만 블랙커피는 건강에 좋다

커피와 건강의 상관관계에 대해 세계 곳곳에서 다양한 연구가 진행되고 있다. 일례로 영국 바이오 뱅크라는 연구 기관은 평균 연령이 57세인 남녀 50만 명 이상의 데이터를 해석한 결과, 커피 섭취량이 사망률과 반대되게 나타난다고 밝혔다.[79]

커피를 전혀 마시지 않는 사람에 비해 하루에 2~3잔 마시는 사람은 12퍼센트, 4~5잔도 동일하게 12퍼센트, 6~7잔은 16퍼센트, 8잔 이상은 14퍼센트로 사망률이 감소했다고 한다. 일본에서도 국립국제의료연구센터 팀이 일본인 약 5만 6천 명을 대상으로 한 조사에서 커피를 하루에 3~4잔 마시는 사람은 거의 마시지 않는 사람에 비해 2형당뇨병의 발병률이 남성은 17퍼센트, 여성은 38퍼센트나 감소했다는 결과가 나왔다.[80] 커피에 포함된 폴리페놀의 일종, 클로로겐산(chlorogenic acid)에 강한 항산화 작용이 있기 때문으로 짐작된다.

건강을 신경 쓰는 이들에게 커피는 잠시 한 숨을 돌리기에 참 좋은 음료라고 할 수 있다. 다만 설탕이 들어가지 않은 블랙커피를 마셔야 하며, 과하게 마시지 않도록 주의할 필요는 있다. 카페인을 과다 섭취하면 불면증, 신경증, 부정맥 등을 일으킨다. EFSA(유럽 식품안전청)은 건강에 지장이 없는 바람직한 카페인 섭취량을 하루 400밀리그램으로 했다. 계산해보면 4~5잔 정도인데 진한 커피를 좋아한다면 하루에 3잔 정도만 마시는 것이 좋겠다.

만약을 위해 언급해두고 싶은데 캔커피는 절대 마시지 말자. 설탕이 들어간 캔커피는 말할 것도 없지만 블랙커피도 향료 등의 첨가물을 사용하는 경우가 많다. 요즘은 편의점에서도 이제 막 원두를 갈아서 내린 커피를 판매한다. 그러니 캔커피를 마시는 습관은 버리자.

36
음료

술은 일주일에 100그램까지만

스트레스 해소까지 고려해서 각자 판단해보자

알코올에 관해서는 지금까지 많은 연구가 이루어졌고 다양한 결론이 도출되었다. 적어도 나의 전문인 당뇨병에 대해서 말하자면 알코올은 적대시할 필요는 없다. 나는 환자에게 맥주, 니혼슈, 사오싱주와 같이 당질이 많은 술을 제외하면 마셔도 괜찮다고 한다. 실제로 알코올은 혈당치를 낮춘다.

생화학 교과서 《데블린 생화학 7판》에 '알코올성 저혈당'에 관한 재미있는 사례가 실렸다. 39세 여성이 바에서 술을 마시던 중 의식이 몽롱해져 구급차에 실려 병원에 갔다. 원인은 술에 취해서가 아니었다. 아침부터 바빠서 식사를 거의 하지 않았고 공복 상태에서 알코올을 마신 바람에 혈당치가 크게 내려간 탓이었다. 이 여성은 오렌지주스를 마시고 몸을 회복했다. 내려갔던 혈당치가 다시 올라 갔기 때문이다. 이 사례처럼 알코올은 혈당치를 낮춘다. 혈당치를 낮춘다는 것은 비만도 예방이 가능하다는 의미다. 이런 면에서 보면 알코올은 나쁘지 않다.

과연 알코올 섭취가 병을 불러일으킬까? 2018년 〈란셋〉에 알코올 섭취량과 사망률 및 병에 걸릴 확률과의 관계를 조사한 논문이 실렸다.[81] 높은 결과를 보면 40대에서는 알코올 섭취량이 일주일에 100그램까지라면 사망률은 거의 변함이 없었고, 200그램이라면 수명에 1~2년 차이가 생겼다.

보통 알코올 섭취량이 늘어나면 혈압을 높여 뇌졸중이 발생하고, 소화기계의 암 발병률이 올라가며, 술에 취해서 사고를 당하기 쉽다고 알려져 있다. 그런데 이 논문에서는 적당한 알코올 섭취가 HDL 콜레스테롤 수치를 높여 심근경색을 줄인다고 밝혔다. 또한 고령자는 알코올 섭취량과 수명의 상관관계가 낮아졌다. 맥주와 증류주는 사망률을 높이는 한편 와인은 사망률을 높이지 않았다는 점도 밝혔다.

자료를 통해 결론을 맺자면 우선 고령자는 소화기계 암에 주의하되 지금까지처럼 마셔도 괜찮다. 한창 일할 때인 사회인들이라면 알코올을 일주일에 100그램 정도만 마시는 편이 이상적이다. 알코올 100그램은 어디까지나 알코올 함유량을 뜻한다. 맥주 100그램, 와인 100그램이 아니다.

알코올 함유량 100그램은 와인 한 병 정도다. 일주일에 와인 한 병이라면 매일 1잔씩 마시는 양이다. 다만 원래 술을 좋아하는 사람이라면 조금 더 많이 마셔도 된다고 본다. 좋아하는 술을 참아가며 스트레스를 받는 일이 몸에 더 해롭다. 하지만 일주일에 200그램보다 많이 마시면 사망률이 높아진다. 일주일에 와인 2병, 매일 2잔씩까지 마시는 정도면 문제가 되지 않는다고 본다.

37
조미료

고령자일수록 염분을 줄인다

의식하지 못하는 사이에도 계속 섭취하고 있다

내가 어릴 적에 쓰던 조미료라고 하면 설탕, 소금, 된장, 미림, 간장이 기본이었고 여기에 마요네즈, 케찹, 드레싱까지 갖추면 훌륭하다고 여기는 식이었다. 그런데 지금은 'ㅇㅇ와 볶아서 섞기만 하면 된다'는 식의 편리한 조미료가 상당히 많다. 바쁜 직장인들이라면 자주 활용할 만하다. 다만 이러한 조미료에는 엄청난 양의 염분이 들어가니 주의해야 한다.

염분을 과다 섭취하면 고혈압을 불러일으킨다. 빌&멀린다 게이츠 재단에서 실시한 연구에서 고혈압은 세계에서 가장 큰 사망 원인이라고 발표했다. 반복해서 이야기하지만 염분을 과다 섭취하면 심근경색, 뇌졸중이 일어날 위험이 크게 높아진다.[82]

이전보다 줄어들었다고는 하지만 일본인의 염분 섭취량은 세계적으로도 높아 하루 평균 자료를 보면 남성이 11그램, 여성이 9그램을 섭취한다(2015년). 보건 당국이 권하는 하루 섭취량은 남성 8그램, 여성 7그램이지만, WHO(세계보건기구)의 지표는 이보다 더 낮은 5그램이다. 일본의 연구 기관에서 발표한 자료에 따르면 식품 염분 섭취량 순위에서 1위는 컵라면(5.5g), 2위는 인스턴트라면(5.4g)이었다. 이어서 매실장아찌(1.8g), 갓절임(1.2g)이 순위에 올랐다. 말린 전갱이, 명란, 김치, 양념 돼지고기 등도 염분이 많이 들어가며, 빵도 0.9그램으로 12위에 올라와 있을 정도로 염분이 많은 식품이니 주의하자. 자료를 보니 컵라면이나 인스턴트라면을 자주 먹는 사람 중에는 하루에 염분을 90그램이나 섭취하기도 했다.[83]

요즘은 소변을 통해 그날의 염분 섭취량을 알 수 있다. 나는 환자들이 당뇨로 인해 신장병이 생기진 않을지 우려되어 모두에게 소변으로 염분 섭취량을 조사하게 한다. 40세 전후의 환자는 염분 섭취량이 3~4그램으로 적은 사람이 꽤 있었다. 반면 고령자일수록 염분 섭취량이 높아져 20그램을 넘는 사람도 있었다. 의식하지 못하는 사이에 마구 섭취하게 되는 염분은 앞으로도 계속 주의해야 한다.

The Ultimate Guide to
Developing Healthy Eating Habits

제4장

병은 음식에서 오고 음식으로 물리친다

혈당치 조절부터 시작하는 진짜 건강법

좋지 않은 건강 상태에서 벗어나려면
혈당치가 마구 올라갔다 내려가지 않도록
나만의 건강한 식습관을 유지해야 한다.
체질별, 연령별로 주의해야 할 식사법이란?

흰쌀밥을 너무 많이 먹으면 단명한다
_ 혈액 중 포도당이 넘치는 것을 피한다

1972년에 《일본의 장수 마을·단명 마을(日本の長寿村·短命村)》[84]이
라는 책이 출간되었다. 저자인 곤도 쇼지 의학박사가 1935년부터
36년간 일본 열도를 걸어 다니며 장수 마을이나 단명 마을의 생활
양식을 조사해 정리한 책이다.

곤도 박사는 커다란 배낭을 메고 험한 산길을 오르내리며 990곳
이나 되는 마을을 찾아다녔다. 각 마을에 잠시 머무는 동안 스스로
도출해낸 결론 중 하나는 '흰쌀밥을 많이 먹는 마을 사람들은 오래
살지 못한다'였다. 당질제한이라는 표현을 인식하기 시작한 지금
이라면 모를까 당시에는 상당히 획기적인 결론이었다.

하지만 그 연구 결과에 대해 대부분의 전문가는 '밥이 아니라 반
찬으로 먹은 맵고 짠 채소 절임이 문제다'라고 일축하지 않았을까?
당시에는 염분의 과다 섭취로 고혈압을 일으키거나 뇌졸중으로 사
망하는 사람이 많았기 때문이다. 그렇지만 '밥을 너무 많이 먹으면
어떻게 될까?'라는 문제에 대해서 생각해본 사람은 거의 없었다.

지금은 확실해졌다. 밥을 너무 먹으면 혈액 중에 포도당이 넘쳐
결국 혈당치가 높아지고 건강은 눈에 띄게 안 좋아진다.

왜 지금 중국에서 당뇨병 환자가
급증하고 있을까?
_ 같은 백미의 양이라도 아시아 사람이 더 위험하다는 결과

2012년에 〈BMI〉에 공개된 하버드대학 연구팀이 분석한 데이터에 따르면 흰쌀밥은 특히 2형당뇨병에 걸릴 위험을 높인다고 한다. 현미와 달리 백미에는 마그네슘과 식이섬유가 적기 때문인 것으로 보인다. 게다가 같은 양의 백미를 먹어도 위험성은 미국·유럽 사람보다 아시아 사람이 더 높다고 밝혀졌다. 백미를 많이 먹은 사람은 그렇지 않은 사람에 비해 아시아 사람은 1.55배, 미국·유럽 사람은 1.12배의 비율로 당뇨병에 걸리기 쉽다는 결과가 나왔다.[85]

2017년, 학술지 〈당뇨병 치료(Diabetes Care)〉에 중국인의 식생활 변화와 당뇨병 급증에 대한 연구 결과가 발표되었다.[86] 중국에는 지금 1억 명이 넘는 당뇨병 환자가 있다. 원인 중 1위는 비만, 3위는 운동 부족인데, 2위는 통곡물 섭취가 적다는 점, 4위가 정제 곡물 섭취가 많다는 점이 꼽혔다.

중국인은 일본인 이상으로 흰쌀밥을 좋아하며, 흰 밀가루로 만든 만두나 면류도 많이 먹는다. 그 결과 1억 명이나 되는 당뇨병 환자가 생겼다고 예상한다. 인구의 차이를 생각하면 일본에서도 동일한 일이 일어나고 있다고 봐도 된다.

내가 막 의사가 되었을 무렵, 일본에서 당뇨병 환자는 80만 명 정

도였다. 류머티즘 환자와 거의 같은 숫자로 고혈압에 비교하면 매우 드문 병이었다. 하지만 지금은 1,000만 명이다.

세계에서 일반적으로 사용되는 약 중 매출액이 높은 20위 안에 인슐린 등 당뇨병 약이 4개나 포함되었다. 당뇨병 환자가 전 세계적 규모로 늘고 있는 것이다.

혈당치 관리가 건강 유지에 유효한 이유
_ 혈당치가 높으면 다양한 생활습관병에 걸리기 쉽다

과거에는 혈압이 그 사람의 건강 상태나 생활양식을 알 수 있는 큰 지표였다. 지금도 혈압은 많은 사람들이 신경 쓰는 수치다. 혈압이란 심장이 전신의 혈관에 혈액을 내보내는 힘을 뜻한다. 수축기 혈압은 심장 근육이 바짝 조여져 혈액을 내보낼 때를 뜻하며 확장기 혈압은 심장이 넓어져 혈액이 돌아올 때를 뜻한다.

혈액을 내보내는 힘이라면 높은 편이 좋을 듯하지만 혈압이 높은 상태가 이어지면 심장에 부담이 갈 뿐만 아니라 강한 혈류로 인해 혈관에 상처가 생겨 동맥경화가 촉진된다. 그래서 혈압 조절은 매우 중요하다.

건강 유지를 위해 혈압이 중요하다는 점은 과거와 변함이 없지만 요즘은 혈압보다 혈당치가 중요한 지표가 되고 있다. 혈당치는 혈액 중 당분이 얼마나 있는지 나타낸 수치로 일정 기준(공복 시 100 미만, 식후 120분 140 미만)을 넘으면 당뇨병이 의심된다. 이때 걱정되는 점은 당뇨병이나 이로 인한 합병증만이 아니다. 혈당치가 높으면 다양한 생활습관병에 걸리기 쉽다.

우선 비만을 초래하게 된다. 또 AGE라는 노화 촉진 물질이 늘어난다. 이 물질은 체내 세포에 나쁜 영향을 끼쳐 암, 심근경색, 뇌졸중, 치매 등 다양한 생활습관병의 원인이 된다. 현대인의 건강을 생각한다면 혈당치 조절이야말로 매우 긴요한 과제다.

게다가 자율신경의 지배를 받는 혈압은 긴장만 해도 올라가는 등 쉽게 조절하기 어렵지만 혈당치는 식사에 대한 올바른 지식만 갖춘다면 스스로 조절할 수 있다. 혈당치에 대해 무지한 상태로 자신을

| 그림 4-1 | **Freestyle 리브레**

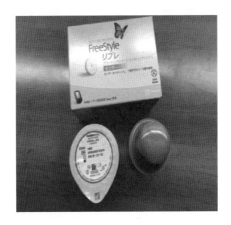

| 그림 4-2 | 팔에 장착하기만 해도 혈당치가 측정되는 장치

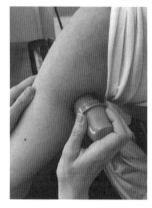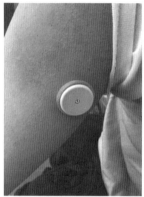

| 그림 4-3 | 리브레를 사용한 혈당치 일별 기록 예

일별 기록
2019년 3월 29일~2019년 3월 31일

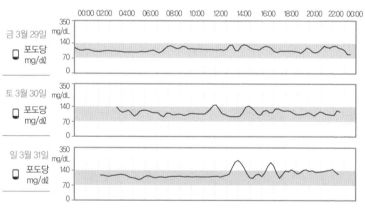

출처_ AGE 마키타 클리닉에서 실시한 작가 N씨(40세·남성)의 검사 데이터

※리브레에 관한 문의는 근처의 의료기관에 해보길 바란다.

방치할지, 지식을 늘려 적극적으로 관리할지에 따라 여러분의 건강 상태는 완전히 달라진다. 그림 4-3에 리브레라는 기구를 사용해 혈당치를 측정해서 얻은 결과 중 일부를 실었다. 이 결과를 보면 하루 중에도 때에 따라 혈당치가 크게 달라진다는 점을 즉시 파악하게 된다.

식후 혈당치가 정말 중요하다
_ 건강검진으로는 공복 시에만 측정할 수 있다

처음으로 혈당치를 스스로 측정해본 사람은 "이렇게 격하게 위아래를 오르내리는 줄은 몰랐어요"라며 놀라워한다. 몸 안에서 혈당치가 위험하게 급상승하는 줄은 의식하지 못했다며 충격을 받곤 한다.

회사에서 실시하는 건강검진으로는 '공복 시 혈당치'를 재기 때문에 대체로 낮게 나오며 이 수치가 자신의 혈당치라고 굳게 믿는다. 하지만 식후 어느 정도 올라갔는지가 정말 중요하며, 반드시 알아야만 한다.

건강한 사람은 공복 시 80~90, 식사 후 90분 정도 지나면 120까지 혈당치가 상승한다. 즉 항상 80에서 120 사이로 유지해야 이상적이며 아무 문제도 일어나지 않는다. 실제로 당뇨병을 진단할 때

'공복 시 혈당치가 100 미만, 또 식후 120분 혈당치가 140 미만'이
라면 정상으로 본다.

　건강한 사람은 식사를 하기 시작해서 60~90분 후에 혈당치가 제
일 높아진다. 당뇨병 환자는 사람마다 다른데 90~150분 후에 최고
치를 보인다. 이 최고치가 건강한 사람이라면 140이내, 당뇨병 환
자라도 200이내로 유지해야 하는데 측정 결과를 보면 알 수 있듯이
건강한 사람이라도 200을 넘기는 경우가 수두룩하다. 이 상태라면
당뇨병 예비군으로 봐야 한다. 어떤 식사를 하는지에 따라서는 여
러분에게도 의식하지 못한 사이에 같은 일이 벌어질지도 모른다.

탄수화물을 줄이면 혈당치는 저절로 조절된다

_ 균형 잡힌 식사는 오히려 살이 찐다!

　일본당뇨병학회는 보건 당국과 마찬가지로 '3대 영양소를 균형
있게 섭취하자'고 권장한다. 게다가 비율을 '탄수화물 6: 지방 2.5:
단백질 1.5'로 잡았다. 하지만 이러한 권장 지침에 따르면 틀림없이
당질을 과다 섭취하게 된다. 나는 이러한 잘못된 지침이 오랫동안
이어져온 탓에 오늘날 당뇨병 및 생활습관병이 만연하게 되었다고
본다.

　당뇨병 환자뿐만 아니라 거의 모든 현대인도 탄수화물을 더 줄여

야 한다. 탄수화물을 더 줄이자고 의식하기만 해도 자연스럽게 균형 잡힌 식사를 하게 될 것이다. 다만 상황에 따라 탄수화물을 어느 정도로 줄여야 하는지는 달라진다. 특히 비만인지 당뇨병이 있는지가 중요한 기준이 된다.

이번 장에서는 아래의 세 가지 타입으로 나눠 대처법을 생각해보았다.

타입1. 비만에 가까운 사람(체질량지수 25 이상, 60세 이상은 체질량지수 30 이상)

타입2. 당뇨병이 있거나 당뇨병 예비군인 사람

타입3. 비만도 당뇨병도 없지만 건강하게 오래 살고 싶은 사람

독자 중에는 타입1에 해당하는 사람이 많을 듯한데 연령대에 따라 대처법을 달리할 필요가 있다. 자신에게 해당되는 부분을 잘 읽고 실천에 옮겨보자.

또 체질량지수란 체중과 신장의 균형으로 판단하는 비만도이다. 값은 체중(kg)÷신장(m)÷신장(m)으로 구한다.

타입1. 비만에 가까운 사람
밤에는 탄수화물을 먹지 않는다

일본인의 경우, 체질량지수 25 이상을 비만으로 판단한다. 다만 나는 60세가 넘은 사람의 비만 기준을 미국인과 같이 30 이상으로 봐도 된다고 본다.

나도 그렇지만 60세를 넘으면 식욕이 강해진다. 먹는 일에 큰 즐거움을 느끼게 되는 데다가 기초대사가 떨어져 살을 빼기 어려워진다. 그렇지 않아도 정년퇴직, 재취업 등으로 스트레스가 쌓이는 연령대이니 기준을 느슨하게 잡아도 된다. 반대로 말하면 아직 60대가 아닌데 체질량지수가 30 이상이라면 곤란하다.

비만인 사람이 현재 몸 상태를 그대로 방치하면 다양한 병에 걸릴 위험이 높아지니 살을 빼야 한다. 살을 빼려면 하루 당질 섭취량을 100그램 이하로 억제해야 한다. 기초대사가 떨어지기 시작하는 50대부터는 60그램 이하로 조절해야 한다. 60그램을 3끼로 나누면 20그램씩으로 매우 적은 양이다. 그러니 밤에는 탄수화물을 거의 먹지 말고, 아침이나 점심 때 먹도록 하자. 구체적으로는 4(아침): 5(점심): 1(저녁) 정도로 생각하면 되겠다.

현실적으로 거의 모든 식품에는 소량이긴 해도 탄수화물이 들어 있다. 그러니 밤에는 거의 먹지 않는 편이 좋다. 이러한 점을 바탕으로 좀 더 세세하게 연령대별 주의사항을 살펴보자.

▶20대 이하

대사가 활발하고 많은 에너지를 필요로 하는 연령대이므로 엄격한 당질제한을 하지 않고도, 탄수화물을 조금만 줄이면 바로 살이 빠진다. 밥, 식빵, 우동, 메밀국수 등 탄수화물만 먹는 식사는 피하고 그만큼 반찬을 늘려 지방이나 단백질과 함께 섭취하면 좋다. 가능하다면 백미나 빵 대신 현미, 통곡 빵을 먹도록 하자. 또 식후에 20분 정도 가벼운 운동을 하면 완벽하다. 다만 청량음료나 캔커피, 에너지 드링크 등은 입에 대지 않는 편이 좋다. 음료를 통한 당질 섭취는 좋은 점이 하나도 없다.

▶30대

남녀 모두 살이 찌기 시작하는 시기다. 건강을 위해 진지하게 다이어트를 고민해야만 한다. 특히 30대 후반이 되면 기초대사가 떨어져 살이 빠지기 어려워지니 주의할 필요가 있다. 편의점에서 청량음료나 캔커피, 스낵 과자 등을 사는 습관이 있다면 바로 버리자.

식사에 포함된 당질에도 민감해져야 한다. 탄수화물을 줄이면서 백미, 흰 빵 대신 현미, 통곡 빵을 먹자. 또 양념 소스에 포함된 당질에도 주의하자. 닭꼬치나 불고기도 소스 대신 소금으로 양념한 고기를 선택하는 식으로 세심하게 신경 쓰는 편이 좋다.

업무상 접대나 회식도 늘어나는 연령대다. 코스 요리 마지막에 탄수화물이 제공되어도 다 먹지 말고 남기자. 라면이나 메밀국수가 당기는 시기이기도 한데 식후 즉시 20분간 운동을 하면 살이 찌지 않는다. 좋아하는 면류는 점심으로 먹고 나서 걷자. 걷기 대신 스쿼트나 체조를 해도 괜찮다. 또한 신선한 채소(가능하다면 무농약 채소로)를 의식적으로 많이 먹도록 하자. 적어도 하루에 한 번은 채소를 먹자. 30대는 식습관이 결정되는 시기다. 이 시기에 채소의 맛을 혀에 길들여두자.

▶40대

30대보다 비만이 더 진행되며 당뇨병도 늘어난다. 빠른 사람은 심근경색 증상도 보인다. 체질량지수가 25를 넘는다면 탄수화물을 줄여야 한다. 중독성이 있는 탄수화물로부터 빠져나오기 위해서는 하루에 60그램까지 제한하는 편이 좋다.

다만 기초대사가 떨어지기 때문에 아무리 노력해도 청년들처럼 바로 체중이 빠지진 않는다. 그렇다고 이때 포기해서는 안 된다. 40대에는 이상적인 체중을 유지할 수 있으며, 살찐 상태에서 50대를 맞이하면 건강 상태가 완전히 달라진다. 40대에는 꾸준히 노력을 해야 한다. 점심은 외식 대신 채소를 듬뿍 담은 도시락을 준비해서 먹도록 하자. 여성도 40대부터는 몸이 아저씨처럼 변해간다. 일을 한다면 스트레스도 쌓일 테니 자신을 위해서 몸에 좋은 도시락을 만들어보자.

술은 적당히 마시면 괜찮지만 당질이 많은 맥주는 한 잔까지만 마시고, 두 번째 잔부터는 와인으로 바꿔 마시길 권한다. 청량음료, 캔커피 등 당질 덩어리라고 표현할 만한 음료는 당연히 마시면 안 된다. 지쳤다고 에너지 드링크를 마시면 역효과가 날 뿐이다.

40대도 업무상 접대, 외식이 많을 연령대다. 일정을 마치고 바로 택시를 타기보다는 10~20분 정도 걷거나 지하철을 이용하자.

▶50대

우리 병원을 찾는 환자들이나 함께 일하는 동료들을 보면 50대가 걱정하는 일은 건강이 아니라 돈이다. 아직 자녀에게 들어갈 비용이 필요한데 슬슬 정년퇴직할 시기가 눈앞에 보이기 시작한다. 그래서 절약을 하고, 먹는 것에만 돈을 쓰는 경향이 있다.

되도록 돈을 들이지 않고 포만감을 느끼려고 하다 보니 탄수화물 섭취가 늘어난다. 하지만 50대에 탄수화물을 많이 섭취하면 체중이 더욱 늘어나 생활습관병에 걸리기 쉬워진다. 큰 병에 걸리면 일을 오래하지 못할 뿐만 아니라 의료비까지 든다. 50대야말로 자신의 건강을 최우선으로 생각해야 한다.

탄수화물을 줄이고 양질의 단백질을 섭취하기 위해 두부, 낫토, 달걀과 같이 싸고 우수한 식품을 잘 활용하자. 채소도 섭취하자. 다만 건강을 위한답시고 당분이 들어간 채소 주스를 마시면 안 된다. 그런 음료에 돈을 쓰다니 어불성설이다.

여성도 기초대사가 떨어져 비만이 될 위험이 커진다. 배나 엉덩이 등에 지방이 쌓여 체형이 신경 쓰이는 시기다. 주말이나 퇴근 후에 요가나 에어로빅과 같은 체조를 시작해도 좋겠다. 당질을 과다 섭취하면 살이 찔 뿐만 아니라 피부에 뾰루지나 주름, 기미가 생긴다. 미용과 건강 이 두 가지 중요한 재산을 위해 의식을 전환하자.

▶60대

60대는 정년퇴직을 맞이하는 사람도 많고, 주부도 생활 방식이 완전히 달라진다. 남성은 회사를 그만두면서 인간관계가 좁아지며, 복장도 전과 달리 흐트러지기 쉽다. 또 남성 호르몬(테스토스테론)이 저하되며 기분도 울적해지고 활력을 잃게 되기 십상이다. 업무 외에 취미나 보람을 느낄 만한 일을 찾는 편이 좋다.

여성은 그러한 남편이 항상 집에 있어서 귀찮게 느끼는 듯하다. 짜증날 만한 일이 늘어날 수 있지만 치매 증상이 시작되는 연령대이기도 하니 서로 배려하며 지내는 것이 좋다. 또 암이나 심근경색 등 큰 병에 걸릴 위험도 높아지는데 목숨을 구하는 사람이 있는 반면 안타깝게도 사망하는 사람도 있다. 이러한 점을 생각하면 60대에는 식사에 주의하기보다는 제대로 검진을 받는 편이 더 중요하다.

기초대사가 크게 떨어지는 60대는 다이어트에 성공하기가 매우 어려운 한편 먹는 일이 가장 즐거워질 연령대다. 식사는 자유롭게 즐기되 조기에 병을 발견하도록 노력하자. 물론 한없이 먹어도 된다는 뜻은 아니다. 가령 단 과자를 먹고 싶다면 저렴한 편의점 디저트 대신 노포에서 판매하는 찹쌀떡 1개를 먹는 자세가 중요하다. 과자에도 첨가물이 들어있다. 식품 표시를 확인해서 첨가물이 없는 과자를 고르도록 하자.

▶70대

70대 하면 예전에는 노인이라고 불렸지만 100세까지 사는 시대에서는 인생을 자유롭게 만끽할 수 있는 연령대다. 남성의 경우 남성갱년기 증후군에 빠지는 사람이 늘어난다. 최근 주목 받고 있는 남성갱년기 증후군은 테스토스테론이라는 남성 호르몬 저하로 인해 생기는 남성 갱년기 장애다.

남성갱년기 증후군을 앓으면 60대까지 활발하게 일해왔던 사람도 일을 그만두고 집에 틀어박혀 지내기 일쑤며 기운도 없어진다. 집중력도 떨어져 취미 생활조차 어려워지고 발기부전으로 인해 남성으로서의 자신감도 잃게 된다. 남성갱년기 증후군은 많은 사람이 앓고 있는 중대한 병이다. 지금은 혈액 검사로 호르몬 최저 수치를 조사해 병인지 아닌지 간단히 판단할 수 있다. 최근 들어 기력이 없다고 느껴지는 남성은 혈액 검사를 해보고 필요하다면 남성갱년기 증후군 치료를 검토해봐야 한다.

한편 여성은 60대보다도 더 활력을 띠게 된다. 60대까지는 남편의 고용 문제로 골머리를 앓거나 손자를 키우는 일에 쫓길 때도 많았지만 이제는 완전히 자유로워졌기 때문이다. 실제로 우리 병원을 찾는 환자도 70대 여성이 많은데 지금이 제일 행복하다고 말한다.

70대는 지금까지 열심히 살아온 것에 대해 보답을 받는 시기다. 식사를 제한하기보다는 검사를 제대로 받고 나쁜 결과가 나오면 치료를 받아가며 인생을 마음껏 즐기자. 또 기본적인 검사에 더해 뇌의 해마가 위축되진 않았는지도 알아보자(제5장 '깜박깜박 하는 일이 자주 있다면' 참고). 다만 모처럼 익힌 식사법 관련 지식을 잊지 않기를 바란다. 아직 인생은 30년이나 남았다. 혈당치를 컨트롤해서 혈관을 좋은 상태로 유지할 필요가 있다. 슬슬 위장도 약해질 시기이니 심야에 폭식을 하는 등 터무니없는 일은 하지 않도록 하자.

염분도 줄여야 한다. 70대가 되면 고혈압으로 인한 뇌졸중으로 목숨을 잃거나 큰 후유증을 안고 사는 사람이 늘어난다. 이를 예방하기 위해서도 꼭 뇌의 MRI 검사(제5장 'MRI 검사는 막힌 혈관을 발견할 수 있다' 참고)를 받아보자. 또한 뼈가 약해져 골절되면 누워서 지내게 될 위험이 있으니 근력을 유지하는 운동도 해야 한다. 특히 다리와 허리 근력을 키우고 골다공증 예방 차원에서도 잔멸치나 작은 생선을 많이 섭취하자.

▶80세 이후

아무리 100세 시대라고는 하지만 80세가 될 때까지 건강하게 살아왔다는 것은 정말 대단한 일이다. 이 상태로 100세 인생을 즐겨

보도록 하자.

80대가 되면 젊었을 때만큼은 먹지 못한다. 그래서 식사 제한을 하지 않아도 된다. 오히려 좋아하는 음식을 통해 영양을 섭취하려는 발상이 중요해진다. 또한 80세 이후에는 암이나 심근경색보다 치매를 경계해야 한다. 70대처럼 뇌의 해마 위축 상태를 검사하자. 또 적극적으로 수분을 보충하자. 수분이 부족하면 혈액이 걸쭉해져 뇌의 혈관이 막히며 변비로도 이어진다. 물을 마시는 것이 가장 좋다.

몸도 되도록 많이 움직이자. 고령이 되면 다리와 허리가 약해져 어딘가에 걸려 넘어지기 일쑤다. 넘어져서 뼈가 부러지면 누워서 지내게 될 가능성이 높아진다. 80대가 되면 근육 감소증 상태가 되어 근육량이 줄고 신체 기능이 크게 저하되기 쉽다. 또 이동 능력, 인지 기능, 균형 감각이 나빠져 노쇠하기 시작한다. 조금씩만이라도 좋으니 스쿼트 등 근육 트레이닝을 매일 거르지 말고 실시하자. 근육 트레이닝을 실시하면 근육에서 이리신(Irisin)이라는 호르몬이 분비되어 치매 예방에도 효과가 있다고 밝혀졌다.[87]

타입2. 당뇨병에 걸렸거나 당뇨병 예비군인 사람
엄격한 당질제한으로 혈당치를 조절하자

당뇨병 환자나 당뇨병 예비군인 사람은 '혈당치를 관리하려면 당질제한 식사를 해야 한다'는 의식을 가져야 한다. 목적은 다이어트가 아니라 혈당치를 관리하고 합병증(특히 당뇨병 신증이나 망막병)을 막기 위해서라는 점을 명심하자. 이를 위해서는 리브레 등의 측정 기구를 사용해 식후 혈당치가 200 이하에 머무는 식사를 하도록 신경 써야 한다. 혈당치를 조절하고 당화혈색소 수치를 적정선에 두려면 식후 혈당치(식사를 하기 시작한 지 1시간~1시간 30분 후)를 200 이하로 유지해야 한다. 아침 공복 시에 재는 혈당치는 소용이 없으니 반드시 식후에 재야 한다.

1개월을 30일로 보면 식사를 90번 하는 셈이다. 우리 병원을 찾는 환자의 데이터를 분석해보면 90번의 식사 중 식후 혈당치가 200을 넘는 식사를 15회 이하로 제한하는 경우 당화혈색소 수치는 6.9 이하로 떨어진다. 이보다 수치가 더 높은 사람은 무엇을 먹을 때 식후 혈당치가 올라가는지를 살펴보고 200 이하가 되게끔 노력해야 한다. 특히 당화혈색소 수치가 8.3 이상인 사람은 수술이 필요해도 바로는 못 하니 되도록 탄수화물을 삼가고 하루 당질 섭취량을 100그램 이하로 유지하자.

만약 밥이나 라면 등을 먹었다면 곧장 10~20분 정도 걷기, 체조,

스쿼트 등의 운동을 실시하자. 저녁에는 탄수화물을 일체 섭취하지 않는 편이 이상적이다. 밤에 탄수화물을 섭취하면 혈당치가 올라간 상태에서 잠들게 되며 이 상태가 아침까지 이어진다. 고혈당 상태가 계속 이어지면 당화혈색소 수치도 올라간다. 탄수화물은 아침이나 점심에 먹고, 식후 10~20분간 운동을 하도록 노력하자. 만약 여러분이 75세 이상이라면 당화혈색소 수치를 8.0 이하로 맞추면 된다.

한편 젊은 사람일수록 당질제한식을 엄격하게 실시하여 혈당치 조절에 힘쓸 필요가 있다. 그만큼 오랫동안 신장이나 눈을 합병증으로부터 보호해야 하기 때문이다. 또 당뇨병이 있는 사람은 절대 단백질보충제를 섭취해서는 안 된다. 젊은 사람은 당뇨병에 지지 않을 건강한 몸을 만들겠다며 스포츠 센터에서 근육을 키우려는 경향이 있다. 이때 단백질보충제를 섭취하면 그만큼 당뇨병 신증을 악화시키게 된다. 단백질보충제를 추천하는 트레이너가 악의를 가지고 일부러 권했다고 보기는 어렵다. 그저 지식이 없을 뿐이니 확실하게 거절하자.

당뇨병에 걸렸거나 당뇨병 예비증후군인 사람은 혈당치를 제대로 관리하며 제5장에서 설명하는 검사를 정기적으로 받기를 바란다. 당뇨병이 있으면 암, 심근경색, 뇌졸중, 치매에 걸릴 위험이 높아진다는 점을 잊지 말자. 다만 쓸데없이 겁먹을 필요는 없다. 의학이 발달하면서 이러한 생활습관병도 조기에 대처하면 고칠 수 있

는 시대가 되었다. 게다가 당화혈색소 수치를 낮추는 약, 당뇨병 신
증을 치료하는 약도 나왔다. 이러한 최신 정보도 제5장에서 소개할
예정이다.

타입3. 비만도 당뇨병도 없지만 건강하게 오래 살고 싶은 사람
식사의 질을 중요하게 여기며 통곡물로 바꾼다

이 타입에 해당하는 사람은 특별히 당질제한을 할 필요는 없다. 너무 마른 사람은 반대로 당질을 많이 섭취하여 살을 찌우자. 너무 마르면 기력이 없어지며 빈혈이 생기고 백혈구가 줄어든다. 그 결과 면역력이 떨어져 감기에 걸리기 쉬워진다. 게다가 갑상선 호르몬이 저하되어 몸에 냉증이 심해진다. 콜레스테롤 수치도 올라간다. 그러니 가능한 한 빨리 표준 체중으로 만들자. 체중을 더욱 늘리고 싶을 때는 단백질이나 지방을 먹으면 살찌지 않는다. 탄수화물을 먹어야 한다.

다만 백미나 흰 식빵 대신 비타민과 미네랄이 풍부한 현미나 통곡 빵을 고르는 식으로 평소 식사의 질에 신경 쓰자. 건강에 대한 의식이 높고 그 결과 비만도 당뇨병도 없다면 지금의 식생활은 바람직하다고 본다.

한편 건강에 대해 생각하는 습관은 없지만 운 좋게 비만이나 당뇨병 없이 살아왔다면 오늘부터는 식사의 질을 높이도록 하자. 그렇지 않으면 10년 뒤에 어떻게 될지 알 수 없다. 이를테면 무농약 채소, 엑스트라 버진 올리브유, 대두 제품, 청어, 닭고기 등 이 책에서 다룬 좋은 식재료를 적극적으로 섭취하고 패스트푸드나 편의점에서 파는 스낵 과자는 입에 대지 말자. 또 노화를 억제하고 건강하게 오래 살려면 AGE를 많이 함유한 식사를 피해야 한다. AGE는 식재료를 고열에서 조리할 때 늘어나니 튀김을 많이 섭취하지 않도록 하자.

회사나 구청에서 실시하는 건강검진에서 이상이 없다고 해도 60세가 넘으면 제5장에서 설명하는 각종 검사를 받는 것을 추천한다. 아무리 식사에 주의한다고 해도 절대 병에 걸리지 않는다고 말할 수는 없다. 지금까지 살면서 쌓아온 노력을 '나는 괜찮아'라는 근거 없는 착각으로 망치는 일은 없어야 한다. 가능하다면 50세부터 제대로 검사를 받아보자.

정크푸드는 처음부터 먹지 않는다

감자튀김은 반드시 피해야 할 악마 같은 식품

패스트푸드점에서 햄버거를 먹을 때 많은 이들이 감자튀김이 포함된 세트 메뉴를 주문한다. 하지만 감자튀김에는 대체로 트랜스지방산(심질환 위험을 높이는 것으로 밝혀진 인공적인 합성유)이 쓰인다. 당질 덩어리인 감자를 위험한 기름에 튀긴 후 소금까지 뿌리니 염분도 섭취하게 된다. 이런 음식이 건강에 좋을 리가 없다. 실제로 감자튀김은 혈당치를 급상승시키며 아크릴아미드(acrylamide)라는 발암 물질도 많이 함유하니 아예 먹지 않는 편이 좋은 대표적인 식품이다.

패스트푸드의 발상지인 미국에서는 레스토랑의 메인 요리 접시에도 감자튀김을 대량으로 곁들인다. 미국인은 감자튀김을 정말 좋아한다. 하지만 2017년 〈미국임상영양학저널(The American Journal of Clinical Nutrition)〉에 감자튀김을 일주일에 2~3번 먹은 사람은 튀기지 않고 조리한 감자를 먹은 사람에 비해 사망률이 높다는 연구 결과가 게재되어 많은 미국인에게 충격을 주었다.[88]

한편 미국의 농무성은 '1인분 감자튀김은 약 12~15개가 적당량'이라고 권장한다. 이에 대해 하버드대학 공중위생대학원의 교수 에릭 림은 감자튀김을 '전분 폭탄'이라고 표현하며 '식사에 곁들일 만한 것은 샐러드와 감자튀김 6개다'라고 했다. 이 숫자를 보고 나는 그만 웃고 말았다. '감자튀김이 그렇게도 먹고 싶구나' 하는 생각이 들어서다.

감자튀김은 과자와 마찬가지로 중독성이 있는 식품이다. 6개든 12개든 그만 먹기가 힘들다. 아예 처음부터 먹지 않는 편이 좋다. 패스트푸드점이나 편의점에는 중독성이 강한 식품이 많기 때문에 유혹에 넘어가지 않도록 바짝 긴장하는 편이 좋다.

39

의식적으로 천천히 먹는다

혼자서 빨리 먹으면 혈당치는 급상승한다

나는 종종 아내와 함께 이탈리아, 프랑스, 스페인 등 유럽 여러 나라를 어행한다. 휴가를 길게 쓰긴 어렵기 때문에 늘 한 곳의 두시에 머물며 그 지역만의 식재료, 식습관을 배우고 집필에도 유용하게 활용한다. 먹는 양에 비해 아내도 나도 살이 찌지 않았다. 유럽 여러 나라의 습관대로 시간을 들여 식사를 한 덕분이라고 짐작한다.

같은 식품을 먹어도 천천히 시간을 들이면 혈당치는 완만하게 상승한다. 내가 스스로 리브레(혈당측정기)로 재기 때문에 명확하다. 또 52세인 여성 미용 저널리스트가 리브레를 장착하여 여러 식사법에 대한 혈당치를 측정해준 결과도 마찬가지였다.

이 여성은 이탈리아 레스토랑에서 친구와 코스 요리를 주문했다.

19시 30분에 식사를 시작한 시점의 혈당치는 96이었다. 야채 요리, 파스타, 생선 요리, 디저트를 샴페인, 화이트 와인, 레드 와인을 마셔가며 먹었다. 매우 배가 불렀지만 대화를 나누며 천천히 먹어서 혈당치는 계속 100전후를 유지했다고 한다. 귀가 후 심야 12시에는 89로 내려갔고, 저도 모르게 '이탈리안 만세'라고 외쳤다고 한다. 반대로 빨리 먹으면 혈당치는 급상승한다. 그래서 패스트푸드를 좋아하는 미국인은 더욱 살찌기 쉽다.

건강하게 오래 살기 위한 습관을 익히려면 평소보다 식사에 시간을 들이자. 점심을 20분 동안 먹었던 사람은 30분으로, 30분 동안 먹었던 사람은 40분을 들여 의식적으로 오랫동안 식사를 하자. 또 씹는 횟수를 늘려가며 맛을 천천히 음미하자. 혼자 식사하면 아무래도 빨리 먹게 되니 되도록 누군가와 대화를 나누며 식사를 하도록 하자.

직장인의 식사 시간을 두고 예전에는 '식사를 빨리 마치는 것도 능력이다'라는 야만적인 사고방식이 있었다. 하지만 자신의 건강을 지키지 못하는 사람이 업무 능력이 높을 리가 없다. 우리 몸에 중요한 식사는 천천히 즐기자.

식사가 잘못됐습니다 2

고온 가열한 식품을 먹지 않는다

노화는 AGE로 인해 진행되며 식초를 곁들이면 반으로 줄어든다

이번에는 내가 몰두해서 연구한 'AGE'가 무엇인지 설명하고자 한다. AGE는 혈액 중에 포도당이 많아지면서(혈당치가 높은 상태) 생성된 유해 물질인데 체내에 많이 생기면 염증이 일어난다. 염증은 조직을 망가트린다. 이렇게 되면 당뇨병 합병증뿐만 아니라 전신의 혈관, 뼈, 근육, 콜라겐에도 영향을 끼쳐 다양한 병을 불러일으킨다. 기미나 주름의 원인으로도 작용해 외모를 노화시킨다.

AGE는 당뇨병 환자의 합병증을 진행시키기도 하는데 환자가 인공투석을 해야 하는 무서운 당뇨병 신증의 최대 원인으로 작용한다. 이렇게 AGE가 많으면 그만큼 전신의 노화도 진행된다.

그림 4-4의 그래프는 미국 존스홉킨스대학의 연구팀이 볼티모

| 그림 4-4 | **혈중 AGE 수치와 사망률 간의 관계**

존스홉킨스대학 연구팀이 65세 이상 여성 559명의 사망률을 4년 반에 걸쳐 추적 조사함

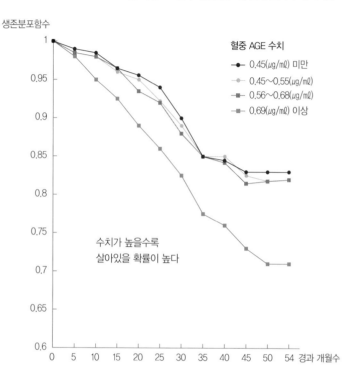

출처_ 〈Aging Cljn Exp Res〉 2009;21,182-90에서 작성

어에 사는 65세 이상 여성 559명을 4년 반에 걸쳐 조사한 결과다.[89]
그래프를 보면 알 수 있듯이 혈중 AGE 수치가 0.69 이상으로 높은
그룹은 사망률이 올라갔다(그래프는 내려감). 이 그룹에서는 4년 반
동안 22퍼센트에 달하는 123명이 사망했고, 그중 심질환으로 인
한 사망자가 54명이었다고 한다. 또 이탈리아의 토스카나에 사는
65세 이상의 남녀 1,013명을 6년간 관찰한 다른 연구에서도 혈중
AGE가 높으면 사망률이 올라간다는 점을 밝혔다.[90]

AGE는 체내에서 생성될 뿐만 아니라 식품에도 함유되어 있다.
그리고 혈중 AGE 수치는 그 사람이 많이 먹은 식품의 AGE 수치
에 비례한다는 연구 결과[91]도, 식품의 AGE 수치를 줄이면 혈중
AGE가 낮아진다는 결과[92]도 있다. 즉 AGE 수치가 높은 식품은 피
해야 한다.

AGE는 식품에 열을 가하면 늘어난다. 높은 온도의 열을 가하면
가할수록 늘어나니 생선은 되도록 회로 먹고, 생식을 할 수 없는 고
기도 튀기기보다는 찌는 방법을 택하도록 하자. 또 미리 식초에 담
갔다가 조리하면 AGE가 반으로 줄어든다. 고기나 생선 등은 식초
등을 섞어 만든 즙에 담갔다가 조리하기를 권한다.

차가운 파스타를 고른다

노화는 고온 가열로 인해 진행된다

최근 의학 잡지에 '저항성 전분(resistant starch)'이라는 용어가 자주 등장한다. 기본적으로 탄수화물은 소화·흡수 과정에서 모두 포도당으로 분해되는데 도중에 포도당 몇 개가 들러붙은 상태를 전분이라고 한다. 이 상태에서 하나하나의 포도당이 흩어지지 않고 대장까지 운반되는 것이 저항성 전분이다. 즉 포도당이 소장에서 흡수되지 않기 때문에 혈당치도 잘 안 오르고 살도 잘 안 찌게 된다.

저항성 전분은 현미나 통곡 빵과 같은 통곡물에 비교적 많이 들어있다. 그렇다고는 하나 어디까지나 저항성 전분을 함유하는 정도의 레벨이며 통곡물 전체가 저항성 전분으로 구성된 것은 아니다. 또 탄수화물이 식으면 저항성 전분이 늘어난다고 알려졌다. 백미, 현미, 파스타 모두 가열하면 끈적끈적해지는데 열이 식는 과정에서 일부 전분이 다시 결정 상태가 되며 소화하기 어려운 구조로 변한다.

그래서 같은 양의 밥을 먹어도 이제 막 지은 따끈따끈한 밥보다는 식은 주먹밥이 더 좋다는 뜻이 된다. 파스타라면 차가운 것으로, 메밀국수나 우동도 뜨거운 것보다 차가운 것이 유리하다. 하지만 이는 어디까지나 작은 영향에 그친다. 차가운 탄수화물이 통째로 저항성 전분으로 바뀌지는 않는다. 다만 탄수화물을 먹고 싶을 때 활용할 만한 방법으로서 알아두자.

해조류를 즐겨 먹는다

당뇨병 예방에는 조개·해조·버섯이 효과적이다

탄수화물, 지방, 단백질의 3대 영양소에 비타민과 미네랄을 포함한 것을 흔히 5대 영양소라고 부른다. 그런데 미네랄 중 마그네슘이 최근 주목을 받고 있다. 후쿠오카현 히사야마마치에서 1961년부터 계속 실시해온 세계적 역학 조사에서 1일 마그네슘 섭취량이 증가함에 따라 2형당뇨병의 발병률이 줄어들었다고 밝혔다.[93]

당뇨병이 없는 40~79세 주민, 약 2,000명을 21년간 추적하여 마그네슘 섭취량을 분석한 결과, 1일 마그네슘 섭취량이 148.5밀리그램 미만이었던 그룹을 기준으로 발병률을 비교하자 148.5~171.5밀리그램에서 16퍼센트, 171.5~195.5밀리그램에서 33퍼센트, 195.5밀리그램 이상은 37퍼센트나 감소했다. 게다가 당

| 그림 4-5 | **마그네슘이 풍부한 식품**

채소류	
차조기 잎	71
시금치	69
우엉	54

어패류	
오징어	170
모시조개	100
연어알	95

대두 제품	
유부	130
낫토	100
간모도키 (*역주: 으깬 두부에 채소를 넣고 튀긴 것)	98

어류	
말린 멸치	230
정어리	100
금눈돔	73

해조류(건조)	
파래	3,200
미역	1,300
톳	620

나무 열매, 씨앗류	
참깨	360
아몬드	270
땅콩	200

＊ 100g 안의 마그네슘 함유량(mg), 해조류는 건조된 것

뇨병 예비군에 가까운 사람일수록 효과가 두드러졌다고 한다.

그 외에 2017년 〈당뇨병 치료〉에 게재된 터프츠대학의 연구 논문에도 마그네슘을 많이 섭취하면 2형당뇨병 발병률이 15퍼센트 낮아진다고 밝혔다.[94] 특히 백미를 먹는 사람에게 효과가 높게 나타났다고 한다. 백미를 좋아하는 사람은 마그네슘을 함유한 식품을 되도록 많이 먹도록 노력해보자.

제3장에서 다뤘듯이 마그네슘은 조개나 해조류에 많이 들어있다. 또 색이 진한 채소, 콩류, 달걀, 버섯류에도 마그네슘이 풍부하다. 밥을 먹을 때 반찬에는 이러한 식품을 많이 넣자.

식사 횟수를 늘린다

아침을 거르면 노화와 당뇨병이 진행된다

2014년에 일본에서 건강한 사람을 대상으로 아침을 먹은 그룹과 거른 그룹의 평균 혈당치를 비교한 실험이 실시되었다. '24시간 지속 혈당 측정기'로 평균치를 조사한 실험이었다.[95] 결과는 아침을 먹은 그룹의 평균 혈당치는 83, 아침을 거른 그룹은 89였다. 평균 혈당치가 높아지면 그만큼 당뇨병에 가까워지며 전신의 노화도 진행된다.

이와 관련해서 2017년에는 독일에서 건강한 사람 17명을 대상으로 아침을 거를 때 몸에 어떤 영향을 끼치는지 연구가 이루어졌고 아래와 같은 사실을 알게 되었다.[96]

1. 낮과 밤의 혈당치가 높아져 인슐린 수치가 올라갔다

2. 낮의 혈당치가 큰 폭으로(46%) 올라갔다

3. 1일 평균 혈당치가 올라간다

4. 몸의 염증, 동맥경화가 진행되었다

위와 같은 결과가 뜻하는 점은 다음과 같다. 아침을 거르면 살찌기 쉽고, 당뇨병에 걸리기 쉬우며, 동맥경화가 진행되어 늙게 된다. 그 외에도 2015년에는 이스라엘에서도 같은 연구 결과가 발표되었다.[97]

혈당치는 되도록 안정적이어야 바람직하다. 하지만 한 끼를 거르면 공복으로 인해 심한 저혈당 상태가 되며, 이때 많은 양을 먹으면 거꾸로 혈당치가 급상승한다. 즉 혈당치 스파이크가 일어난다. 하루에 같은 양을 섭취해도 횟수를 많이 나눠서 먹는 편이 혈당치가 안정된다.

긴장감은 혈당치를 높인다

식사뿐만 아니라 스트레스 관리도 중요하다

환자 중 재판 준비를 위해 아침도 거르고 법정에 선 변호사가 있었다. 점심 식사 전 혈당치를 측정한 결과 아직 아침도 점심도 안 먹었는데 이미 170이나 됐다고 한다. 원래라면 저혈당 상태에 빠져도 이상하지 않은데 이렇게까지 높았던 이유는 법정에서 긴장과 스트레스로 인해 부신피질 호르몬이나 아드레날린 분비되었기 때문이라고 본다.

아무리 식사를 조심해도 스트레스를 자주 받으면 혈당치가 높아진다. 사회인에게는 어려운 일이겠지만 스트레스 관리는 중요하다. 또 혈당치는 뜨거운 욕탕 안에 들어가기만 해도 올라간다. 무엇이든 심장 박동이 뛰는 강한 자극은 피하는 편이 좋다.

The Ultimate Guide to Developing Healthy Eating Habits

제5장

병원만 제때 잘 가도 100세까지 살 수 있다

최신 의료 기술을 제대로 활용하는 법

아무리 식사에 주의를 기울여도
절대로 병에 걸리지 않는 식사법은 없다.
오래 살기 위해 알아둘 만한
병을 조기 발견할 수 있는 올바른 검사란?

'식사와 검사'로 100세까지 사는 기술
_ 암, 심근경색, 뇌졸중은 조기에 발견하면 거의 막을 수 있다

식사가 건강과 직결된다는 사실은 틀림없다. 그래서 의학적으로 올바른 식사법을 실천한다면 100세까지 건강하게 살기 위한 조건을 절반은 갖춘 셈이다. 나머지 절반은 제대로 검사를 받고 필요에 따라 적절하게 치료하는 일에 달렸다. 반드시 병에 걸리지 않는 식사법은 없기 때문이다.

하지만 식사에는 주의를 기울여도 건강검진에 신경 쓰지 못하는 사람이 많다. 건강을 위해 식사에 들이는 노력을 물거품으로 만들지 않기 위해서라도 검진 받기를 게을리 하지 말자. 주기적으로 검진을 받으면 90퍼센트 이상의 사람이 100세까지 인생을 자유롭게 만끽하게 될 것이다.

일본인의 사망 원인 1위는 암이고 심근경색, 폐렴이 그 뒤를 잇는다. 예전에는 1위였던 뇌졸중이 4위로 떨어졌지만 발병률은 여전히 높다. 하지만 지금의 의료는 현격하게 진화를 이뤘고 거의 모든 병은 조기 발견으로 완치가 가능하다. 예전처럼 치료를 포기해야 할 병은 거의 없는 시대가 되었다. 그렇지만 치료가 가능한 단계에서 발견해야만 한다.

구체적으로는 암, 심근경색, 뇌졸중으로 목숨을 잃거나 후유증으로 고생하지 않도록 애써야 한다. 또 증상에 둔감해지지 않는 것도

중요하다. 치매의 조기 징후를 발견해서 반드시 진행을 막아야 한다. 지금의 의학으로는 이 모두가 가능하다. 그러니 아래의 건강검진을 매년 거르지 말고 받는 것이 좋다.

① 흉부와 복부, CT검사

CT 검사로 몸 안의 단면을 촬영하면 감상선암, 폐암, 간장암, 췌장암, 담낭암, 신장암, 방광암, 난소암 등 대표적인 암을 조기에 발견할 수 있다. 심근경색이 발생할 우려가 있는지도 파악이 가능하다. 즉 소화기(식도, 위, 대장) 외의 암과 심근경색으로 목숨을 잃는 일은 거의 없어진다.

② 위와 대장, 내시경 검사

위와 대장과 같은 소화기는 점막을 직접 보면 암을 조기에 발견할 수 있다. 식도암, 위암, 십이지장암, 대장암은 초창기에 발견하면 검사와 동시에 절제해내기도 한다. 대장 내시경 검사가 꺼려진다면 최근에 생긴 간단한 대장 CT 검사를 활용해보자.

③ 뇌, MRI 검사

뇌의 혈관에 동맥류가 보이면 여기에 코일을 메우는 조치를 취해 파열(출혈)을 막을 수 있다. 자각증상이 없는 작은 뇌경색이 발견된 사람은 장래에 심각한 뇌경색이 발생할 위험이 있다. 그렇지만 혈전을 막는 약으로 뇌경색을 예방하는 방법이 있다. 뇌종양도 조기에 발견 가능하다. 또 해마의 위축 상태를 조사하여 치매를 조기에 발견하고 예방할 수도 있다(상세한 내용은 제5장 '깜박깜박 하는 일이 자주 있다면' 참고).

45

종합건강검진으로는 부족하다

엑스레이, 바륨, 초음파로만 하는 검사로는 조기 발견이 어렵다

당뇨병 환자는 암, 심근경색, 뇌졸중, 치매 등 다양한 질환에 걸리기 쉽기 때문에 우리 병원에서는 의료기관을 소개해 앞서 이야기한 검사를 받도록 안내한다. 당뇨병은 낫는 병이 되고 있고 환자들은 열심히 혈당치 조절에 힘쓰는데 다른 병으로 인해 목숨을 잃게 되어서는 안 되기 때문이다.

환자 중에는 매년 건강검진을 받으니 괜찮다며 거부하는 사람도 있지만 자세한 내용을 확인해보면 안심하기 어렵다. 어설프게 '종합건강검진을 받고 있으니 괜찮다'고 착각하는 만큼 문제는 크다(자세한 내용은 내 책《건강검진의 90퍼센트는 잘못됐다(人間ドックの9割は間違い)》를 참고하면 된다).

암이나 심근경색 등으로 세상을 떠나는 많은 사람들이 모두 건강에 무관심하게 살아왔을 리는 없다. 종합건강검진이나 회사에서 실시하는 건강검진을 제대로 받은 사람이 대부분이다. 그런데도 조기 발견을 하지 못해 안타까운 결과를 초래하게 되었다.

생각해보면 상당히 분한 일이다. 믿고 받았던 검사가 전혀 도움되지 않았으니 말이다. 조기 발견이 어려운 오래된 성능의 기기로 살펴보는 어설픈 검사, 이를테면 폐를 검사하는 흉부엑스선검사나 위를 검사하는 위장조영술, 대변잠혈검사(변에 피가 섞여있는지 조사하는 것), 복부 초음파 등의 검사를 실시하는 종합건강검진을 계속 받아온 독자라면 이런 검사는 도움이 안 된다고 엄중하게 받아들이기를 바란다. 왜냐하면 이러한 검사로 암은 발견되지만 이미 늦은 단계에 와 있는 경우가 많다. 그러니 치료 가능한 단계에서 가능한 한 빨리 암을 발견해야 한다.

나의 아버지는 시에서 운영하는 건강검진센터의 이사장이었는데 복부 초음파 검사만 받은 탓에 뒤늦게 담낭암을 발견했고 결국 돌아가셨다. 아버지는 복부 CT 검사를 받았어야 했다며 상당히 후회했다. 종합건강검진으로 '변에 피가 섞이지 않았으니 대장암 걱정은 안 해도 된다'는 말을 들었던 나의 환자 역시 그 후 이미 상당히 진행된 대장암을 발견했다. 그는 대장 내시경 검사를 하지 않았던 일을 두고두고 후회했고 결국 안타깝게도 돌아가셨다.

46

오래 살기 위해 지성을 발휘한다

유전이나 직감보다 올바른 검사가 중요하다

인간은 오랜 역사를 거치며 수명을 점점 늘려왔다. 오랫동안 인간의 평균 수명은 45세 정도였으나 지금은 100세 시대가 현실로 다가왔다. 지혜를 발휘했기에 가능해졌다.

포유류의 경우, 뇌의 무게와 수명에 분명한 상관관계가 있다고 알려졌다. 건강하게 오래 살기 위해서 필요한 점은 타고난 신체보다는 지성이다. '나는 원래 건강하니까 병원에 안 가도 괜찮다'는 자세가 오히려 위험하다.

타고난 신체는 그다지 도움이 되지 않는다. 유전과 수명의 관계에 대해 지금까지 세계 여러 곳에서 다양한 연구가 이루어졌는데 부모로부터 받은 유전의 영향은 생각보다 적다고 밝혀졌다. 부모가

장수를 했다고 해서 여러분도 똑같이 오래 산다고 보장하긴 어렵다. 반대로 부모가 단명했다고 해서 비관할 필요도 없다. 모두 여러분 자신에게 달려있다.

어쩌면 여러분의 체내에는 이미 작은 암의 싹이 얼굴을 드러내고 성장하기 시작했을지도 모른다. 지금이라면 치료할 수 있지만 2년이 경과하면 손을 쓰지 못하게 될 가능성이 있다. 이런 점을 전혀 의식하지 못한 채로 지내지 않는가? 무너질 듯한 건물에 가까이 가면 위험하다든지 태풍이 오는 날 외출하면 안 된다는 점은 잘 알지만 검사를 하지 않으면 위험하다고 생각하지 않는 이유는 무엇일까? 지혜롭지 못하다고 밖에 할 말이 없다.

매일 많은 환자들을 보면서 일로 성공하거나 부자가 되는 것보다 더 중요한 점은 건강하게 오래 사는 일이라고 절실히 느끼게 된다. 부디 건강하게 오래 살기 위한 지성을 기르자.

의학을 믿어도 된다

병과 싸우지 말라는 엉터리 말

지금까지 여러 번 이야기했지만 최근 일본인 중 대장암에 걸리는 사례가 급격히 늘어났고 여성 중에서는 대장암이 부위별 암 사망률 1위가 되었다. 이는 내가 막 의사가 된 약 40년 전만 해도 생각지 못한 일이다. 당시 일본인에게 압도적으로 많았던 암은 위암이었고 소화기 전문 의사는 이렇게 이야기했다.

"미국인에게는 대장암이 많이 발견되는데 일본인에게는 위암이 많다. 체질로 인한 차이일 듯하다."

"위암이 발생하는 가장 큰 원인은 위궤양이다. 성실하고 스트레스를 받기 쉬운 일본인은 위궤양에 걸리기 쉬운 만큼 위암도 많이 생긴다."

당시 많은 의사들은 이렇게 믿었다. 그렇지만 지금에 와서 보면 순전히 엉터리 지식이었다. 인종과 관계없이 음식이 달라지면 병도 달라진다. 앞으로도 '그 당시 이론은 잘못된 내용이었구나'라고 생각하게 될 일이 또 생길 것이다. 하지만 '인종에 따라 다르다'는 착각에서 해방된 지금은 세계적 규모로 진화하는 의학을 믿어도 된다고 본다.

나는 그저 당뇨병 전문의로 암이나 심장병을 고칠 수 있는 지식도 기술도 없다. 그래서 우리 병원을 찾는 환자들을 위해 각종 분야의 초일류 전문의와 교류하고 있다. 환자에게 무슨 일이 생겼을 때 최고의 치료를 받게 하고 싶기 때문이다. 나의 치료와 지도를 받고 있는 한, 환자가 당뇨병으로 목숨을 잃는 일은 없다. 그렇다면 환자들을 위험에 빠트릴 암, 심근경색과 같은 무서운 병으로부터 보호하는 일은 나의 가장 중요한 임무가 되는 셈이다.

지금은 의학이 진보하여 어려운 병을 고치는 기술도 크게 발달했다. 동시에 기술의 우열에 큰 차이가 벌어지고 있다. 이런 상황에서 각 분야의 명의 네트워크를 구축하면 많은 환자들의 목숨을 구할 수 있게 된다. 그렇다면 여러분은 구체적으로 무엇을 하면 될까?

내가 제안한 CT나 내시경을 사용한 검사는 도심이 아닌 지역에서도 받을 수 있다. 우선 여러분의 주치의나 집 근처의 내과의사에게 '이러한 검사를 받고 싶은데 좋은 병원이나 의원을 소개해주면 좋겠다'고 부탁해보자. 이때 '그런 검사는 필요 없다'고 딱 잘라 말하거나 불쾌한 대응을 한다면 그 의사는 여러분의 주치의가 될 자격이 없다. 공부를 하지 않는 의사이기 때문이다.

　꾸준히 공부하는 의사라면 암 등은 조기 발견·조기 치료가 중요하다는 점을 인식하고 이를 위한 검사나 치료 가치를 충분히 이해하고 있을 터이다. 조기에 병을 발견해내는 확실한 검사를 받고 치료를 통해 100세까지 건강하게 오래 살 텐가, 아니면 스스로 가능성을 내던져버릴 텐가? 여러분은 전자를 선택해야 한다. 적어도 '병과 싸우지 말고 병을 받아들여라'는 풍조에는 가담하지 않기를 바란다.

3대 사망 원인 ① 암

사례1. 조기 폐암을 로봇 수술로 완치(남성·59세)

환자들에게 매년 검사를 실시하도록 권하는 의료 시설에서 어느 날 A씨에 관련된 보고서를 받았다. 보고서를 읽던 중 지나칠 수 없는 문구를 발견했다. 예전에도 지적받아 상태를 지켜보던 오른쪽 폐 CT 사진에 대한 내용이었는데 간유리 음영이 지난번에는 7밀리미터였으나 이번에는 10밀리미터로 약간 커져 암이 발생할 조짐이 생겼다는 내용이었다.

폐암 수술의 일인자로 알려진 한 대학병원 교수를 통해 자세히 조사해보니 초기 단계의 폐암에 걸린 상태였다. 보통 폐암 수술은 흉부를 열고 흉골을 자르기 때문에 상당히 큰 수술이라 할 수 있다. 하지만 조기에 발견한 덕분에 다빈치라고 하는 수술용 로봇을 조작하면서 수술했다. 덕분에 옆구리에 6개의 구멍을 뚫기만 해서 암을 완전히 제거했고, A씨는 일주일 후에 퇴원했고 생명을 구했다며 크게 기뻐했다.

사례2. 내시경 검사 중 그 자리에서 암 세포 용종을 제거(남성·57세)

B씨는 위와 대장 내시경 검사를 받던 중 횡행결장에 5밀리미터, S상결장에 8밀리미터의 용종이 발견되어 그 자리에서 둘 다 내시경으로 절제했다. 그 후 자세한 병리 검사를 실시했는데 횡행결장의 용종은 양성이었지만 S상결장에서 암세포가 발견되었다. 하지만 주변에 조직이나 세포에 침입하지 않은 상피 내 암종이었고, 이미 내시경으로 깨끗하게 잘라냈기 때문에 그 이상의 치료는 필요하지 않았다.

사례3. 종합건강검진에서는 놓친 대장암(여성·63세)

여성에게 대장암이 급증하고 있어 C씨에게도 대장 내시경 검사를 적극적으로 권했다. 하지만 받아들이지 않았다. 종합건강검진의 변의 잠혈검사에서 이상이 발견되지 않았고 '변에 치가 섞이지 않았으니 대장암은 걱정하지 않아도 된다'고 담당 의사에게 들었다고 한다. 하지만 똑같은 곳에서 종합건강검진을 받은 해에 '이번에는 변에 피가 섞여 있으니 정밀 검사를 받아보자'고 지적 받아 겨우 대장 내시경 검사를 실시했지만 이미 늦은 상태였다. 앞으로 6개월 정도만 살 수 있다고 선고받았다. 마지막으로 당뇨병 진찰을 받으러 왔을 때 '왜 좀 더 강하게 대장 내시경 검사를 추천해주지 않았냐'는 말을 남겨 지금도 잊을 수 없다. 안타까운 기억으로 남은 환자가 되었다.

48

남성은 폐암, 여성은 대장암이 급증

일본인이 걸리기 쉬운 암의 불가사의

그림 5-1의 그래프는 일본인의 암 부위별 사망 수치를 나타낸 것인데, 남성은 폐암으로, 여성은 대장암으로 가장 많이 사망한다는 것을 알 수 있다. 게다가 폐암 환자도, 대장암 환자도 급증하고 있다. 이 숫자를 보면 '검사는 싫다'는 말은 꺼내기 어려울 것이다.

한편 대장암 말기 진단을 받는 여성이 많은 이유는 검사에 대한 저항감이 큰 탓도 있다고 본다. 원래 암에 걸리는 원인은 단순하지 않다. 공기 오염, 화학물질, 가공식품이 넘치는 탓에 국민의 반 정도는 암에 걸리고, 3분의 1은 암으로 사망한다. 즉, 가장 많은 병이 암이다. 남의 일로만 여기지 말고 자신도 언젠가 암에 걸릴지도 모른다고 생각해두는 편이 좋다.

| 그림 5-1 | **남성과 여성의 부위별 암에 따른 사망 원인**

부위별 암 사망 수치

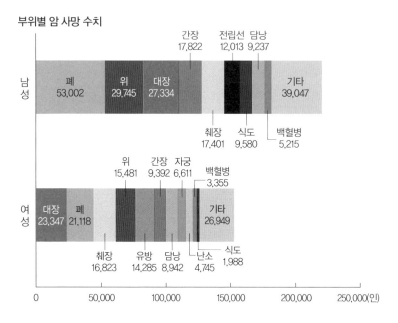

출처_ 후생노동성 〈2017년 인구 동태〉

하지만 암의 발병률이 높아도 조기 발견·조기 치료를 한다면 괜찮다. 매년 우리 병원 환자들만 보아도 CT 검사로 약 20명, 내시경 검사로 약 5~6명이 암을 발견하지만 모두 초기 단계라서 생명을 구한다.

폐 엑스레이를 찍어도 소용없다

남녀 모두에게 무시무시한 폐암은 CT 검사로 조기에 발견할 수 있다

폐암은 10밀리미터 이하인 상태에서 발견하면 완치할 수 있다고 알려졌다. 하지만 기본적인 종합건강검진에서 실시하는 폐 엑스레이 검사로는 대체로 20밀리미터 정도까지 커져야만 발견이 가능하다. 게다가 앞면을 한 장만 촬영하며 화상도 선명하지 않다.

한편 CT는 밀리미터 단위로 몸의 단면 사진을 최대 100장까지 찍는다. 그래서 작은 암이라도 확실히 잡아낸다. 음영이 너무 작아 판단이 어렵더라도 다음 번 촬영 시 음영이 커져 있다면 암이라는 점을 알게 된다. 이렇게 알게 되더라도 조기에 발견하면 부담이 적은 치료를 선택할 수 있다. 가장 발달한 치료는 다빈치 로봇용 수술이다.

폐암은 흡연자가 아니라도 걸리며, 여성에게도 부위별 사망 원인 2위로 꼽히는 무서운 병이다. 엑스레이 검사에서 이상이 없다고 나와도 안심하지 말고 CT 검사를 받아보자.

대변잠혈검사는 신뢰하지 않는다

대장 내시경 검사라면 그 자리에서 절제도 가능

회사나 지자체에서 실시하는 건강검진으로는 대장암을 조사할 때 대변잠혈검사를 활용한다. 하지만 이 검사는 전혀 도움이 되지 않는다. 우선 암이 있어도 변에 혈액이 반드시 섞이지도 않고, 변을 채취한 날의 상황에 따라서도 달라진다. 게다가 대변잠혈검사로 양성 반응이 나왔다면 대체로 암이 커진 상태다. 손을 쓰기엔 이미 늦은 상황일 때도 많다. 또 치질을 앓고 있다면 평소에도 출혈이 있어 멋대로 '치질 때문이겠지'하고 넘겨짚고 재검사를 하지 않는 사람도 많다.

대장암을 발견하려면 내시경 검사를 받는 편이 가장 좋다. 조기에 발견하면 앞서 '사례2'에서 언급한 B씨처럼 내시경으로 그 자리에서 절제하면 된다. 한편 이 검사를 하지 않으면 '사례3'의 C씨와 같이 안타까운 일이 생긴다. 실력이 있는 의사라면 진정제 주사를 놓고, 잠들어 있는 동안 재빨리 위와 대장 검사를 마친다(진정제 주사를 맞으면 즉시 편안하게 잠든다). 환자는 검사가 끝난 후에 일어나 '벌써 끝났어요?' 하고 물을 정도로 편안하다.

그런데 사실 실력 있는 의사가 아닐 경우 이렇게 끝나지는 않는다. 내시경을 잘 다루지 못해 꾸물거리고 있으면 환자가 잠에서 깨어나 갑자기 움직일지도 모른다. 그래서 장에 구멍이 뚫리는 사고가 생기기도 한다. 진정제 사용법이나 양을 가감하는 일도 간단하지 않다. 그래서 실력에 자신이 없는 의사는 환자가 깨어 있는 상태에서 검사하는 쪽을 선호한다. 실력 없는 의사를 만나면 결국 환자가 고통 받게 된다. 특히 대장 검사는 어렵기 때문에 서툰 의사에게 맡기는 일은 위험하다. 실제로 무리한 카메라 조작으로 '아프다, 고통스럽다'고 호소하는 사이에 장에 구멍이 생겨 긴급 수술로 인공 항문을 장착한 환자도 있다.

식사가 잘못됐습니다 2

51

대장 CT는 안전하고 부담도 적다

내시경이 필요 없는 안전한 검사 방법도 등장

많은 여성이 걱정하는 유방암은 부위별 발생률에서 1위를 차지하지만 사망률은 5위다. 부위별 암 사망률을 보면 여성은 대장암이 1위다. 즉 현대 여성이 오래 살기 위해서는 대장암을 조기에 발견해야 한다.

우리 환자 중에도 매년 여성 1~2명이 대장암으로 사망하는데 모두 대장내시경 검사를 거부한 관계로 조기 발견을 하지 못했다. 여기에는 여러 가지 이유가 있다. 한 여성은 과거에 다른 시설에서 받은 내시경 검사로 고생을 해서 트라우마가 생겼다고 한다. 검사 전에 물에 녹인 세정액을 2리터 가까이 마셔야 하는데 도저히 못하겠다는 사람도 있다.

또 엉덩이로 카메라를 넣는 일이 부끄러워서 싫다는 이유도 있을 터이다. 여기에 앞서 이야기한 서툰 의사를 만나면 아플 뿐만 아니라 장에 구멍이 뚫릴 수도 있다. 특히 환자의 대장에 게실이라고 하는 주머니 모양으로 불룩해진 곳이 있으면 사고가 발생하기 쉽다.

하지만 최근 이러한 이유로 대장 내시경 검사를 원치 않는 사람에게 좋은 소식이 있다. 보다 간단한 '대장 CT 검사'가 가능해졌다. 대장 CT 검사는 장을 가스로 부풀린 후 CT로 대장을 촬영하는 것으로 시간도 10~15분 정도로 빨리 끝난다. 사전에 사용하는 세정액도 일반적인 마시는 약이며, 장에 구멍이 생길 위험도 없다. '그런 검사라면 받을 수 있다'며 여성들에게 인기가 많다. 다만 유일한 단점은 내시경처럼 발견한 용종을 그 자리에서 제거하지는 못한다. 그렇다고는 하나 이 검사를 받으면 조기에 대장암을 발견할 수 있는 점에서 적극적으로 추천한다. 대장 CT 검사가 가능한 시설을 찾아보길 바란다.

위장조영술은 도움이 안 된다

위암, 식도암은 내시경으로 조기 발견하자

과거에는 '위에는 강한 산이 있어 세균이 생식하지 못한다'는 의견이 지배적이었다. 그래서 1983년에 호주의 베리 마샬 연구팀이 파일로리 균(Helicobacter pylori, 헬리코박터 파일로리라고 하는 나선형 세균)이 위의 점막에 들러붙어 이로 인해 만성위염이나 위궤양이 생긴다고 발표했을 때 세계 의료 관계자 모두가 놀랐다. 위궤양은 스트레스가 아니라 감염증에 의해 생긴다고 했기 때문이다.

마샬은 스스로 파일로리 균을 먹고 파일로리균이 위염을 일으키는 현상을 증명했다. 그 후 이 균은 위암의 원인으로도 작용한다는 점이 밝혀졌다. 마샬은 2005년에 노벨상을 수상했다.

일본은 선진국 중에서도 파일로리균의 감염률이 높고, 동시에 위암 발생률이나 사망률도 높았지만 지금은 약으로 파일로리균을 제거할 수 있다. 이로 인해 일본인의 위암 발병률은 앞으로 줄어들 것이다. 하지만 아직 많이 발생하는 암인 만큼 위 내시경 검사는 반드시 받아보자. 위 내시경 검사를 받으면 예후가 좋지 않은 식도암도 조기에 발견 가능하다.

한편 위장조영술은 도움이 되기는커녕 해로울 수 있다. 우선 초기 단계에서는 암이 발견되지 않고, 수상한 점이 보이면 결국 내시경 검사를 해야 한다. 또 위장조영술은 상당한 피폭을 남긴다. 그렇다면 처음부터 내시경으로 검사하는 편이 훨씬 효율적이다. 다만 내시경 검사에 따라 위에 구멍이 뚫리거나 출혈이 생길 때도 있으니 반드시 숙련된 의사에게 맡기자.

복부 초음파 검사는 믿을 수 없다

CT 검사로 무서운 췌장암도 조기에 발견 가능하다

발병률은 별로 높지 않은데 사망률이 높은 대표적인 암이 바로 췌장암이다. 다행히 지금은 많은 사람들이 췌장암이 무섭다는 사실을 잘 안다. 췌장, 담관, 간장, 신장, 난소 등의 암을 발견하고자 할 때 기존의 건강검진법으로 복부 초음파 검사를 실시한다. 하지만 고장 난 TV 화면처럼 선명하지 않은 초음파 화면상으로는 조기 발견이 어렵다. 게다가 다른 장기의 안쪽에 숨은 장기의 모습이 잘 안 잡힌다. 특히 췌장암과 같이 악성도가 높은 암은 초음파로는 조기 발견이 쉽지 않다. 놓쳐서는 안 될 암일수록 놓쳐버리기 쉬운 검사가 바로 복부 초음파 검사다.

방사선과의 전문의에게 물어본 결과, 악성도가 높은 췌장암을 발견하려면 조영제를 사용한 CT 검사를 실시하는 편이 가장 좋다고 한다. 암에 조영제가 투여되면 확실히 보여 놓치는 일이 없다고 한다. 다만 조영제에 알레르기가 있는 사람도 있어 큰 충격을 일으키는 경우가 드물게 있다. 또 신장을 나쁘게 하는 부작용(조영제 유발 신증이라고 한다)도 있으니 당뇨병 환자 중 신장이 안 좋은 사람은 주의할 필요가 있다.

조영제 사용을 원치 않는 사람을 위해 췌장 부분만 꼼꼼하게 검사하는 MR-CP라는 검사도 있다. 피폭 없이 췌장암을 조기에 발견할 수 있다. 어느 쪽이든 복부도 CT 검사를 실시하면 초음파 검사보다 정밀도가 높은 진단이 가능해진다.

유방암이 걱정되면
유방 MRI 검사를 받아보자

의심스러울 때는 진단 전문의가 있는 병원을 찾아가자

복부 CT 검사로 폐암뿐만 아니라 유방암도 발견할 수 있다. 다만 유선은 특수한 조직이기 때문에 완벽히 살펴보지 못한다. 유방암을 진단하는 전문 방사선과 의사에 의하면 유방암은 유선이라고 하는 관에 의해 떨어진 부위에 암이 퍼지는 일이 많다고 한다. 유방암이 걱정되는 여성은 유방 MRI 검사도 추가로 받아보자.

MRI는 핵자기공명영상으로, 촬영할 때 커다란 소리가 동반되지만 유방 촬영 장치를 사용할 때 생기는 통증이나 피폭은 없다. 특히 최근에는 MRI 기계의 정밀도가 현격하게 높아졌다. 그러니 만약 유방암이 의심된다면 방사선과 전문의가 합류하여 팀 의료를 실시하는 의료기관을 방문해보길 권한다.

앞서 이야기했듯이 유방암은 유선을 통해 떨어진 장소에 흩어질 때가 있다. 그래서 유방암은 특히 확실한 진단을 받은 후 전이 상태를 확인한 다음 마지막으로 유방외과 의사에게 수술을 받는 순서가 중요하다. 진단과 치료법을 결정하기에 적합한 의사는 외과의사가 아니라 방사선과 의사다.

하지만 대개의 병원에서는 다른 병원이나 건강검진을 통해 유방암을 의심해 찾아온 환자를 유방외과로 보낸다. 따라서 외과 의사가 진단을 내리지만 '아직 확실히 보이지 않으니 6개월간 상태를 지켜보자'고 하는 일이 이따금 있다. 하지만 판단을 잘못하면 상태를 지켜보는 사이에 암이 퍼져 손쓰지 못하게 될지도 모른다. 그러니 초기 단계에서는 반드시 방사선과 의사에게 진단을 받아야 한다. 확실한 진단을 내려줄 만한 의료기관을 잘 찾아보자.

55

전립선암은
종양표지자 검사로 파악한다

치료 가능한 암이니 겁먹지 말고 검사 받자

종양표지자 검사로는 암을 조기에 발견할 수 없다. 이 검사는 암이 어느 정도로 진행되었는지 파악하는 데 적합하다. 하지만 유일하게 예외적으로 전립선암을 발견하는 'PSA'는 믿을 만하다.

종양표지자 검사는 혈액을 채취하기만 하는 간단한 검사다. 우리 병원을 찾는 환자들 중 50세가 넘은 남성에게 1년에 한 번 이 검사를 받도록 권한다. 검사를 하는 족족 전립선암이 발견된다. 매년 10명 전후의 환자에게 전립선암 분야의 명의를 소개하는데 거의 대부분 수술은 하지 않고 방사선 치료만으로 낫는다.

그 명의는 '앞으로 20년 후에는 전립선암이 남성에게 발병하는 암 1위가 될 것이다'라고 예측한다. 전립선암은 남성에게 급증하는 암이지만 진행 속도가 완만하며 치료가 가능한 암이다. 50세가 넘은 남성이라면 반드시 PSA 검사를 받도록 하자.

3대 사망 원인 ② 심근경색

사례4. 75퍼센트 이상 협심이면 스텐트를 넣어 예방하자(남성·68세)

D씨도 매년 제대로 검사를 받는데 대사증후군 외에는 이렇다 할 이상 증세는 지적받지 않았다. 나는 환자의 흉부 CT 의뢰장에 '심장 관동맥을 자세히 살펴봐달라'고 쓰기 때문에 반드시 그 부분에 관해 보고서에 기재해준다. 매년 실시했던 과거의 CT 검사에서는 '관동맥의 석회화는 관찰되지 않았다'고 기재되었는데, 2013년에는 '관동맥의 석회화가 관찰되었다'고 쓰여 있었다. 심근경색이 발생할 우려가 생기기 시작한 것이다.

나의 경험으로는 이렇게 기재받은 당뇨병 환자의 30퍼센트가 심장이 위험한 상태에 빠진다. 70퍼센트는 괜찮지만 정기적으로 관상동맥 CT(제5장 '관상동맥 CT가 심근경색으로 인한 사망을 막는다' 참고) 라는 심장의 혈관을 상세히 조사하는 검사를 해야만 한다. D씨에게는 당장 이 검사를 받게 했다. 그러자 2013년 시점에는 관상동맥 1개에 50퍼센트의 협착이 있다는 점을 알게 되었다. 그래도 아직 상태를 살펴볼 만한 단계였다. 하지만 2018년에 다시 검사를 했더니 75퍼센트까지 협심이 진행되어 서둘러 스텐트를 넣는 카테터 치료를 받았다. 75퍼센트 이상의 협심이 있으면 여기에 혈전이 쌓여 심근경색을 일으키기 때문이다.

카테터 치료에서는 협심 부분을 바룬이라는 풍선으로 확장시킨 다음 스텐트라는 금속관을 넣는다. 실력 있는 의사라면 이 내과 수술을 5~10분 만에 끝낸다. D씨도 겨우 5분 만에 카테터 치료가 끝났고 충분한 혈관 확장에 성공하여 목숨을 구했다.

56

관상동맥 CT가
심근경색으로 인한 사망을 막는다

옛날과 달리 심장 혈관이 보이게 됐다

미국에서는 암이 아니라 심근경색이 가장 큰 사망 원인이다. 심장에는 관상동맥이라고 하는 3개의 큰 혈관이 있다. 이 중 어느 쪽이 막혀 혈액이 흐르지 못하게 되면 그 부분에 괴사가 일어난다. 괴사가 일어나면 격렬한 통증과 고통이 생겨 빨리 처치하지 않으면 죽음에 이른다. 이 현상이 심근경색 발작이다.

　일본에서도 심근경색이 늘고 있다. 특히 당뇨병 환자에게는 심근경색이 암을 제치고 사망 원인 1위가 될 것 같은 예감이 든다. 심근경색은 무서운 병이지만 혈관이 75퍼센트까지 막힌 단계에서는 예방과 치료 차원에서 아까 언급했던 스텐트라는 금속 기구를 넣어 혈관을 늘리면 된다. 어느 정도 막혔는지 알기 위해 실시하는 검사가 관상동맥 CT 검사다. 심장이 걱정되는 사람은 이 검사를 추가로 받아보자.

일찍이 심장 혈관(3mm 굵기)을 CT로 찍는 일은 불가능하다고 여겨왔다. 심장이 끊임없이 움직이니 사진이 흔들려 찍히기 때문이다. 하지만 기술의 진보로 촬영 속도가 빨라지고 지금은 관상동맥이 좁아진 상태를 확실히 볼 수 있게 되었다. 이 검사를 통해 위험한 상황이 발생할 확률이 크다고 판단되면 카테터 치료를 실시하고, 위험한 상태라면 스텐트를 넣어서 고치면 된다.

한편 이 치료는 의사마다 실력 차이가 크게 나니 인터넷 검색 등을 통해 경험이 풍부한 의사를 찾을 필요가 있다. 우선 흉부 CT 검사를 받고, 걸리는 부분이 있을 경우 관상동맥 CT 검사를 받는다면 심근경색으로 사망할 일은 없다. 물론 처음부터 관상동맥 CT 검사를 받아도 된다. 당뇨병을 앓은 지 10년 이상이 되었거나 나쁜 콜레스테롤 수치(LDL 콜레스테롤 수치)가 높아져 심근경색이 걱정된다면 한번 관상동맥 CT 검사를 받아보기를 권한다.

57

심근경색이 온 것을
알아차리지 못할 수 있다

당뇨병 환자에게서는 협심증 증세가 나타나지 않는다

심근경색 발작은 가장 고통스럽고 무서운 병이라고 해도 과언이 아니다. 내가 의학부 학생이었을 당시 순환기 선생님은 심근경색의 고통에 대해 '철로 된 차가운 손이 자신의 심장을 꽉 쥐고 비트는 듯한 아픔'이라고 표현했다. 그때도 지금도 '너무 고통스럽다, 제발 살려 달라!'며 가슴을 쥐어뜯으며 구급차 안에서 사망하는 환자가 많다.

그런데 당뇨병 환자나 고령자일 경우, 증세가 전혀 나타나지 않은 채 갑자기 사망할 때가 있다. 원래 관상동맥이 어느 정도 좁아지면 협심증이라고 하여 가슴이 단단히 조여드는 듯한 증세가 나타난다. 이때 병원에 가서 진찰을 받고, 심근경색이 되지 않도록 정기적으로 관상동맥 CT 검사를 받아야 한다. 하지만 당뇨병이 있는 사람은 합병증으로 인한 신경 장애로 인해 협심증 증세를 알아차리지 못해 심근경색이 진행되고 만다. 고령자도 신경이 둔해지기 때문에 같은 일이 일어난다. 이를 '무통성 심근경색'이라고 한다.

어제까지 TV에 출연했던 유명한 사람이 아침이 되고 나서 갑자기 심근경색으로 사망했다는 보도가 심심치 않게 들려온다. 당뇨병의 신경 장애로 인해 심장이 악화된 사실을 모른 채 방치해둔 경우가 많을 것으로 예상된다.

앞서 소개한 '사례4'의 D씨도 협심증 증세를 호소한 적이 없었다. 만약 관상동맥 CT 검사를 받지 않았더라면 목숨을 잃었을지도 모른다.

LDL 콜레스테롤 수치를
극적으로 낮추는 약이 나왔다

고지혈증, 심근경색이 급격하게 줄어들 것으로 예상된다

지금까지 LDL 콜레스테롤 수치를 낮추는 약으로 크레스토 (Crestor), 메바로친(Mevarotin)과 같은 스타틴 계열(–statin)이 있었지만 효과는 보통이었다. 하지만 최근 LDL 콜레스테롤 수치를 극적으로 낮춰주는 약이 나왔다. 'PCSK9 억제제'라고 불리는 면역 체크포인트 억제제(모노크로널 항체)다.

면역 체크포인트 억제제로는 암의 특효약으로 인정받은 옵디보주[Opdivo Inj., 일반 명칭: 니볼루맙(nivolumab)]를 떠올리는 사람도 많을 것이다. 하지만 지금은 다양한 병에 대한 면역 체크포인트 억제제 개발이 한창 진행 중이다. 류머티즘 등 교원병(collagen disease), 천식, 건선도 면역 체크포인트 억제제로 치료할 수 있게 되었다.

이 중 에볼로쿠맙(evolocumab)으로 LDL 콜레스테롤 수치를 낮추는 효과가 2017년 〈란셋〉에 게재되었다.[98] 에볼로쿠맙은 2주~4주 간격으로 한 번, 스스로 주사를 놓는 약이다. 실험에서는 2만 5,000명을 넘는 사람을 대상으로 반반씩 그룹을 나눠 한쪽에는 에볼로쿠맙을, 다른 한쪽에는 플라시보(가짜 약)를 투여했다.

그러자 에볼로쿠맙을 투여한 그룹은 LDL 콜레스테롤 수치가 큰 폭을 저하되었다. 구체적으로는 13퍼센트의 실험자가 70 이하로, 31퍼센트의 실험자가 50 이하로, 그리고 10퍼센트의 실험자는 무려 20 이하로 내려갔다. LDL 콜레스테롤의 기준치는 139 이하이니 효과가 어느 정도인지 쉽게 짐작될 것이다. 당시에는 '이렇게까지 낮춰도 되는가?'라는 의문도 있었지만 치료 결과에서 부작용은 거의 없었고 놀랍게도 심근경색 등의 위험이 줄어들었다.

미국심장협회에서는 2018년 11월 시카고 학회에서 당뇨병 환자나 콜레스테롤 수치가 상당히 높은 사람으로, 이미 관상동맥 관련 병을 앓고 있어 위험한 상황에 처해 있다면 LDL 콜레스테롤 수치를 70 미만까지 극단적으로 낮추자고 지침을 세웠다.[99]

에볼로쿠맙 등장으로 인해 콜레스테롤 수치를 큰 폭으로 낮출 수 있게 된 오늘날에는 혈관계 질환(심근경색이나 뇌경색)의 치료가 크게 달라지리라 본다. 적어도 심근경색은 격감하지 않을까 예상한다.

59

동맥경화를 고치는 약이 나왔다

생활습관으로 인해 생긴 불치병도 고치는 시대가 되었다

지금까지 심근경색, 뇌경색을 불러일으킨 동맥경화는 치료하지 못한다고 여겨왔다. 하지만 동맥경화의 원인이 만성적인 혈관 염증에 있다는 점이 밝혀져, 이 염증을 강력하게 제거할 수만 있다면 동맥경화의 치료도 가능하다는 인식이 의료 관계자 사이에서 퍼지기 시작했다.

동맥경화를 고칠 수 있다면 심근경색이나 뇌졸중도 예방 가능하다. 이를 증명하는 조사 결과가 2017년 〈뉴잉글랜드의학저널〉에 실렸다.[100] 심근경색 발작이 일어난 환자에게 카나키누맙(canakinumab)이라고 하는 약을 3개월마다 투여하면 심근경색 재발, 뇌경색 동반을 예방하는 효과가 있다는 내용이었다.

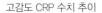

| 그림 5-2 | **동맥경화를 일으키는 혈관 염증 정도와 약 복용 간의 상관관계**

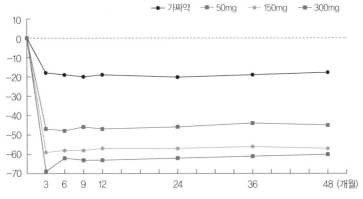

고감도 CRP 수치 추이

CRP=체내에 염증 반응 등이 일어날 때 혈중에 나타나는 단백질
출처_ 〈N Engl J Med〉 2017,377:1119-31

카나키누맙의 투여량을 50밀리그램, 150밀리그램, 300밀리그램씩, 그리고 플라시보를 투여한 총 4개의 그룹으로 나눠 48개월에 걸쳐 조사한 결과, LDL 콜레스테롤 수치, HDL 콜레스테롤 수치, 중성지방 수치에는 딱히 큰 변화가 없었지만 '고감도 CRP'라는 염증을 측정하는 수치가 3개월 후에는 극적으로 개선되었다.

위의 그래프와 같이 카나키눕맙의 투여량을 늘릴수록 좋아졌다. 이 항염증 효과로 인해 심근경색이나 뇌경색 진전이 억제되어 목숨을 잃는 일은 피하게 될 것으로 예상한다. 지금까지 '동맥경화를 고치는 방법은 없다'고 여겨온 생각을 뒤집을 가능성이 생긴 셈이다.

3대 사망 원인 ③ 뇌졸중

사례5. 생각지도 못한 뇌경색의 흔적(여성·56세)

E씨는 최근 회사에서 실시한 건강검진을 통해 당뇨병이 의심된다는 결과를 받고 우리 병원에 왔다. 내가 '당뇨병 외 다른 병도 있지 않을까 걱정되니 여러 가지 검사를 해보자'고 말하자 약간 놀란 모습이었다. 그랬던 E씨가 뇌 MRI 검사에서 '열공성 뇌경색'이 나타났다고 지적받았다.

열공성뇌경색이란 매우 작은 경색의 흔적으로 당뇨병 환자 중 20퍼센트 비율로 나타난다. 게다가 열공성뇌경색이 발견된 사람은 장차 큰 경색을 일으킬 위험이 높다. 그래서 E씨에게는 혈액을 잘 흐르게 하여 혈전이 생기지 않게 하는 아스피린을 처방했다. 아스피린이 뇌경색 예방치료에 도움이 된다는 점은 의학적으로 인정받았다.

"선생님께 오지 않았더라면 뇌 MRI 검사는 생각지도 못했을 테고, 어쩌면 지금 큰일이 발생했을지도 모르죠."

E씨는 가슴을 쓸어내렸다.

MRI 검사는
막힌 혈관을 발견할 수 있다

뇌혈관 병은 고통스러운 후유증을 남긴다

뇌졸중은 1980년 무렵까지 일본인의 사망 원인 1위를 차지했다. 지금은 암, 심근경색, 폐렴에 순위를 내주었으나 환자 수 자체는 매우 많고 목숨은 구했어도 후유증으로 고생하게 되어 절대 우습게 봐선 안 된다.

앞서 소개했던 2013년 쓰쿠바대학 등이 실시한 연구(제2장 '지방을 섭취하면 뇌졸중과 심근경색이 줄어든다' 참고)에서 일본인 약 8만 2,000명을 11년간 조사한 결과, 뇌졸중이 3,192명(뇌경색 1,939명, 뇌출혈 894명, 지주막하 출혈 348명)이었던 반면, 심근경색은 겨우 610명이었다. 즉 뇌졸중은 심근경색보다 5배 이상 높은 빈도로 일어나고 있다는 뜻이다.

하지만 뇌 MRI 검사에서 혈관 상태를 파악하고 문제가 보이면 적절한 치료를 받을 수 있어 큰일에 직면하지 않게 된다. MRI 검사에서는 뇌종양도 발견 가능하며, 치매 진행 상황도 파악할 수 있다. 50세를 넘었다면 매년 받을 만한 검사다.

지주막하출혈은
젊은 사람에게서 자주 보인다

일상생활로 복귀 가능한 사람은 3명 중 1명꼴!
조기 발견을 통해 파열을 막자

'사례5'에 등장한 E씨와 같이 MRI 검사를 받으면 스스로는 생각지도 못했지만 뇌의 혈관에서 이상한 점을 발견하곤 한다. 뇌동맥류도 그중 하나다. 뇌동맥류이란 뇌의 동맥 일부가 혹처럼 부어오른 것을 뜻한다. 뇌동맥류가 무서운 이유는 파열되면 뇌를 감싸고 있는 '지주막'이라고 하는 막의 안쪽에 출혈이 생겨 혈액이 스며들기 때문이다. 이 현상을 바로 지주막하출혈이라고 한다.

앞서 소개한 약 8만 2,000명을 조사한 연구에서도 지주막하출혈이 있는 사람은 11년간 348명이나 되는 엄청난 숫자가 나왔다. 지주막하출혈은 비교적 젊은 사람에게도 발생하고, 돌연사의 원인 중 하나다. 뇌동맥류는 파열하기까지 통증도 가려움도 없기에 스스로 알아차리긴 어렵고 어느 날 갑자기 머리를 곤봉으로 맞은 듯한 두통이나 구토 증세가 나타난다. 최초로 생긴 발작으로 인한 치사율도 높고, 후유증도 있기 때문에 사회생활에 복귀할 수 있는 사람은 3분의 1 정도에 그친다.

하지만 MRI 검사로 뇌동맥류의 존재가 확인되면 미리 예방할 수 있다. 이전에는 두개골을 열어서 동맥 혹의 뿌리가 되는 혈관을 클립으로 묶는 큰 외과 수술이 필요했다. 하지만 지금은 넓적다리 안쪽에 있는 동맥에서부터 카테터를 이용해 동맥류까지 코일을 채워서 간단하게 파열을 막는 치료도 가능하다.

④ 치매

사례6. 목전에 두고 있던 치매를 격퇴(남성·76세)

F씨는 71세에 받은 뇌 MRI 검사에서 충격적인 결과를 받았다. 치매가 우려된다는 것이었다.

뇌 MRI 검사에 최신 소프트웨어를 추가하면 'VSRAD[*역주: 우리나라에서는 이 검사를 실시하지 않지만 대신 '뇌 MRI 질감 분석'으로 치매의 조기 예측이 가능하다. 조기 치매 진단 지원 시스템(VSRAD, Voxel-based Specific Regional analysis system for Alzheimer's Disease)은 사이타마 의과대학병원의 핵의학 진료과 마쓰다 히로시(松田博史)의 총 감수 하에 다이닛폰인사쓰(大日本印刷) 주식회사와 에사이(Eisai) 주식회사가 공동 개발한 시스템이다. 치매 진단 경험치를 바탕으로 객관적인 판단을 내리고자 고안했다. 조기 치매에서는 뇌 위축 상태가 해마에 특히 선명하게 나타나기 때문에 1.5T의 MRI로 수집한 뇌 전체의 입체 데이터를 전용 단말에 넣고, 전용 해석 소프트웨어로 뇌 전체와 해마의 위축 정도를 일정치로 변환한 후 건강한 사람의 데이터베이스와 대조·분석한다] 해석'이라고 하여, 해마의 위축도를 알아볼 수 있다. 그 결과는 아래와 같은 등급으로 나눈다.

0~1 관심 영역 내에서 위축은 거의 보이지 않는다

1~2 관심 영역 내에서 다소 위축이 보인다

2~3 관심 영역 내에서 제법 위축이 보인다

3~ 관심 영역 내에서 위축이 심하다

여기서 말하는 '관심 영역'이란 해마를 뜻한다. 대부분이 사람이 1 미만을 보이지만 F씨의 수치는 2.35로 꽤 높게 나왔다. 나는 이 검사 결과에 맞춰 다음과 같은 치료 방침을 세웠다.

0~1 치매 걱정은 없다.

1~2 약간 위험하니 가능하다면 예방 영양제를 복용한다.

2 이상 상당히 위험하며 치매 예방약 복용 여부는 치매 전문의사의 판단에 따른다.

2.35였던 F씨에게는 바로 치매 분야에서 일인자로 알려진 의사를 소개했고 여러 가지 검사를 받게 했다. 그 결과 '지금은 치매 치

료약을 복용할 필요는 없다'고 진단을 받았다. 하지만 F씨와 부인은 '상황을 지켜보는 사이에 치매에 걸릴까 두렵다. 더 좋은 예방 수단은 없을까'라는 요청이 들어와 나는 은행잎 진액 영양제를 권했다. 10년도 더 지난 과거에 은행잎 진액이 치매 예방에 효과가 있다는 논문이 있어[101] 나도 계속 먹어왔기에 F씨에게도 추천했다.

그러자 1년 후에는 VSRAD 해석 수치가 1.95로, 2년 후에는 1.78로, 3년 후에는 무려 0.81까지 내려갔다. F씨는 지금도 계속 은행잎 진액을 복용하며, 치매와는 관련이 없는 생활을 보내고 있다. 그 외에도 은행잎 진액으로 인해 VSRAD 수치가 개선된 환자가 많아서 나는 내심 놀랐다.

깜박깜박 하는 일이
자주 있다면

검사를 통해 치매를 조기에 잡자

치매에 걸리면 깜박해도 알아차리지 못한다. 뇌의 MRI 검사 자체는 여러 시설에서 실시하지만 해마의 위축도를 조사하기 위해서는 VSRAD 해석이 필요하다. 치매가 걱정되는 사람은 해마의 위축도를 검사할 수 있는지 미리 확인한 후에 검사를 받는 것이 좋다.

VSRAD 해석의 결과가 2를 넘으면(=해마의 위축이 제법 보인다), 반드시 전문의에게 진단을 받아야 한다. 현재 치매 예방약은 네 종류나 있다. 또 전문 의사는 약뿐만 아니라 인지 기능을 개선할 방법까지 지도해준다.

어느 병원에 가야할지 모르겠다고 우물쭈물하고 있으면 안 된다. 주치의에게 '최근 심하게 자주 깜박하는 일이 생기니 제대로 검사해주는 곳에 소견서를 써 달라'고 말해보자. 치매에 걸리면 자신이 깜박깜박하는지도 알아차리지 못하게 된다. 이렇게 되면 치료할 방법이 없다는 점을 명심하자.

63

영양제를 고를 때야말로
똑똑하게 선택하자

효과가 없다고 증명된 상품에는 주의하자

다양하게 출시되는 영양제를 어떻게 활용할지를 판단하려면 지성을 발휘해야 한다. 영양제 중에는 은행잎 진액 등 효능이 어느 정도 확인된 제품도 있다. 또한 코엔자임Q10은 효과가 높은 영양제로 원래 심장질환의 약으로 사용되어 온 성분이다. 시판 중인 비타민도 일종의 영양제라고 본다면 어느 정도 효과는 있다. 거의 약에 가깝기 때문이다.

효과가 기대되는 영양제를 섭취할 때 함유성분량을 검토할 필요가 있다. 저렴한 제품은 알약이 커도 함유된 성분량이 적다. 물론 제조 과정도 신뢰할 만해야 한다. 다만 TV 광고를 하는 기업이라면 무조건 괜찮다고 생각해서는 안 된다는 점을 염두에 두자.

엄격한 시험을 거쳐 승인된 의약품과 달리 영양제는 가짜도 많이 판매된다는 점을 알아둘 필요가 있다. 특히 암에 효과가 있다는 영양제는 무조건 의심해봐야 한다. 암 환자는 지푸라기라도 잡고 싶은 심정으로 산다. 그러한 심리에 들러붙어 장사를 하려고 드는 것은 아닌지 냉정하게 판단해야 한다.

글루코사민, 콘드로이틴에 대해서는 여러 차례 언급했다. 2006년 〈뉴잉글랜드의학저널〉에 글루코사민과 플라시보를 사용한 실험 결과가 실렸다. 여기에는 플라시보는 물론 글루코사민도 무릎 등의 관절에는 효과가 없다고 명기되었다.[102]

오래전부터 먹어왔지만
새로운 영양제로 재탄생한 간유

옛날부터 좋다고 인정받은 간유의 숨은 위력

서장에서 소개한 '포텐저의 고양이' 실험에서는 보조식품으로 간유가 쓰였다. 만약 간유가 없었다면 결함식품을 받은 고양이들은 더욱 빨리 죽었을지도 모른다. 또 세계 여러 곳을 돌아다니며 과거의 식생활 습관대로 살아가는 사람들을 조사한 프라이스 박사는 환자 치료에 간유를 사용했다.

간유는 대구나 상어 등의 간장에서 유출한 액체 지방이다. 비타민A, 비타민D, 미네랄 등 우수한 성분이 풍부하다. 60대 이후 세대라면 어릴 적 부모님이 간유를 먹게 한 추억을 간직하고 있을 듯하다.

고기, 생선, 채소 모두 가열하면 비타민이나 미네랄이 크게 손실된다. 이를 보충해주는 간유는 현대인의 건강 유지에 기여하는 오래되었지만 새로운 요소다. 지금 간유는 드롭이나 알약 형태로도 판매 중이니 다양한 방법으로 한번 먹어보자.

65

비타민D는
암 예방 효과가 기대된다

다만 지용성이니 과다 복용은 위험하다

국립암연구센터와 보건소 팀이 혈중 비타민 농도와 암의 발병 위험에 대해 실시한 연구 결과가 영국의 내과학회 잡지 〈BMI〉에 게재되었다.[103] 연구에서는 조사를 실시한 1990년에 일본 전국 여덟 곳의 현(이와테현, 아키타현, 나가노현, 이바라키현, 니가타현, 고치현, 나가사키현, 오키나와현)에 사는 40~69세 남녀 약 3만 4,000명부터 혈액을 제공받아 2009년까지 추적을 실시했다.

혈중 비타민D의 농도에 대해서는 약 4,500명을 측정한 후, 수치에 따라 4개의 그룹으로 나눠서 조사했다. 그러자 혈중 비타민D 농도가 가장 낮은 그룹이 다른 그룹에 비해 암 발병률이 높았다고 밝혀졌다. 가장 낮은 그룹과 가장 높은 그룹을 비교하면 백혈병, 갑상선암을 제외한 많은 암이 후자 그룹에서는 발병률이 낮았다. 특히 간장암이 눈에 띄게 두드러졌다. 또 폐암, 유방암, 전립선암, 임파종, 담낭암 등도 낮았다.

이 결과를 보면 혈중 비타민D 농도를 어느 정도 높게 유지하면 암 예방에 도움이 된다고 할 수 있다. 비타민D를 많이 함유한 식품으로는 고등어, 연어, 참치 등 지방이 많은 생선 외에도 소간, 견과류 등이 있다. 하지만 식품으로 섭취하기에는 한계가 있기에 영양제에 기대도 좋다. 다만 비타민D는 수용성 비타민C나 B와 달리 지용성이기 때문에 오줌으로 배출되지 않는다. 과다 섭취하면 고칼슘혈증, 신결석이 발생하니 주의가 필요하다.

비타민D의 1일 섭취량 상한은 4,000(IU)으로 권장되니, 50세까지는 10분의 1에 해당하는 1일 400 정도로 기준을 잡으면 된다. 50세를 넘으면 2배인 800까지 섭취해도 좋다고 본다. 50세가 넘으면 특히 여성은 골다공증을 겪게 될 위험이 늘어나는데 비타민D를 섭취하면 칼슘 흡수가 잘 되기 때문이다.

당뇨병은 우선
신뢰할 수 있는 의사를 선택하자

당화혈색소 수치를 낮춰도 당뇨병 신증은 낫지 않는다

당뇨병 검진에 당화혈색소 수치가 활용된다는 점은 이미 알고 있으리라 본다. 당화혈색소는 최근 1~2개월 사이의 혈당치 추이를 파악하는 수치다. 거의 모든 환자와 의사는 당화혈색소 수치를 낮춰서 혈당을 조절하는 일이 당뇨병 치료라고 생각한다. 하지만 완전한 착각이다.

당뇨병 치료에서 중요한 점은 신장 합병증 진행을 막고 절대 혈액투석을 하는 일이 없도록 조치하는 일이다. 그래서 합병증 진행 상황을 파악하는 검사가 최우선시되어야 하는데 당화혈색소 수치를 낮추는 일만 생각하는 의사가 많다. 결과적으로 매년 1만 6,000명이나 되는 당뇨병 환자가 인공투석을 한다.

인공투석은 주 3회, 1회 4시간 치료를 쉬지 않고 이어나갈 필요가 있다. 이 치료를 멈추면 목숨을 잃게 된다. 그 때문에 직장인이라면 일을 못하게 될지도 모른다. 일본에서는 신체장애자 1급으로 인정해(연령이나 연수입에 따른 조건이 있지만) 연간 500만~600만 엔의 의료비가 모두 무료다. 그만큼 중대한 병이기 때문이다.

인공투석을 피하려면 요알부민 수치를 조사해야 하며 당화혈색소 수치는 전혀 도움이 안 된다. 당뇨병학회, 의사회, 내과학회 모두 당뇨병 환자에게는 요알부민 검사를 받도록 적극적으로 권한다. 하지만 대부분의 의사(조사로는 75퍼센트)는 요알부민 수치를 측정하지 않고 '신장에 대해서는 혈청 크레아티닌(Serum creatinine) 수치를 측정하니 괜찮다'고 한다. 하지만 혈청 크레아티닌 수치에 이상이 생기면 요알부민 수치는 상당히 악화된 상태로, 내 경험상 2,000을 넘는다. 혈청 크레아티닌 수치에 이상이 생기면 약 2년간 투석을 해야 한다.[104]

요알부민 정상치는 18 이하다. 신장이 나빠지면 올라가고, 300을 넘으면 신증 단계 4로(당뇨병 신증 제3기)로 매우 위험한 상태로 봐야 한다(자세한 내용은 내 책《당뇨병으로 죽는 사람, 사는 사람(糖尿病で死ぬ人,生きる人)》을 참고해보라).

약 10년 전에 당뇨병 전문의는 요알부민 수치 300을 더 이상 원래 상태로 되돌릴 수 없다고 봤고, 수년 후에는 혈액투석에 들어가야 한다고 판단했다. 하지만 지금은 좋은 약이 있다. 강압약인

| 그림 5-3 | **투석을 피한 환자의 예**

당뇨병 전문의 사이에서 요알부민 수치(정상치는 18 이하)가
300 이상이 되면 투석을 해야 한다는 상식이 통했으나 지금은 좋은 약이 있다

요알부민 수치의 추이
치료를 받은 52세 여성의 추이

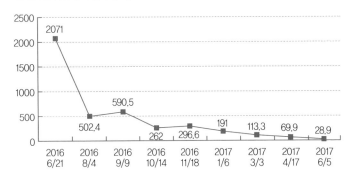

치료를 받은 70세 남성의 추이

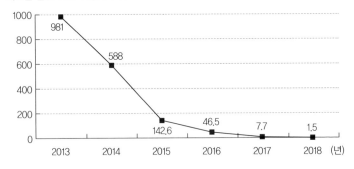

텔미사르탄(Telmisartan), 칼브록정(Calblock Tab.), 스피로놀락톤 (Spironolactone) 등의 약을 함께 활용하면 요알부민 수치가 3,000 까지 간 환자라도 치료할 수 있게 되었다.

그림 5-3 자료는 우리 병원 환자들의 데이터다. 52세인 이 여성 은 요알부민 수치가 2071.0이나 됐지만 1년 만에 28.9까지 내려갔 다. 70세인 남성은 2013년에 한 대학병원 교수로부터 이제는 투석 을 해야 한다고 듣고 서둘러 우리 병원에 왔다. 그때 요알부민 수치 는 981.0이었다. 하지만 치료를 꾸준히 한 결과 2018년에는 1.5까 지 낮췄다. 당연히 투석할 필요가 없게 되었다.

당화혈색소 수치를 낮춰도 신증은 낫지 않는다는 점을 꼭 염두에 두자. 당뇨병 신증을 치료하려면 환자 자신의 '의사를 선택하는 기 준'이 굉장히 중요하게 작용한다. 특히 요알부민 수치가 300을 넘 으면 신장내과 의사에게 진찰을 받기를 바란다.

67

통풍은 식사보다
체질과 관련이 있다

환자 중 90퍼센트가 남성이며, 식사로 인한 영향은 20퍼센트 정도

통풍은 요산이 결정화되어 주로 엄지발가락 관절에 쌓이면서 붓고 극심한 통증까지 생기는 병이다. 환자 수는 남성이 압도적으로 많으며 여성은 1퍼센트 정도다. 여성 호르몬은 신장에서 요산 배출을 촉진하는 작용을 하기 때문이다. 폐경 후 여성은 요산 수치가 올라가는 경향이 있지만, 그래도 통풍은 거의 걸리지 않는다.

요산 수치가 올라가는 원인은 맥주, 내장 고기, 단백질 등 퓨린이 많은 식품을 섭취하는 데 있다고 한다. 또 채소나 해조류 등 알칼리성 식품을 먹으면 어느 정도 개선 효과가 나타난다. 하지만 요산의 80퍼센트 이상이 체내에서 생성되며, 식사로 인한 영향은 20퍼센트에 그친다. 원래 요산 수치(기준치 7.0 이하)가 올라가기 쉬운 체질이 있기에 식사에 주의를 기울여도 10을 넘는 사람이 많다. 그러니 통풍은 식사 외에도 치료를 받을지 안 받을지에 대한 판단이 필요하다.

68

빈혈은 스테인리스 냄비를
사용한 요리가 효과적이다

남성의 빈혈은 특히 주의가 필요하다

건강검진 과정에서 혈액 검사로 빈혈을 검사할 수 있다. 특히 여성은 빈혈에 걸리기 쉬우며 철분이 부족할 때도 많다. 한편 남성에게 빈혈 증상은 거의 나타나지 않는다. 남성에게 빈혈이 있다면 어딘가 출혈이 생겼을 가능성이 높다. 이를테면 위나 대장과 같은 소화기에 암이 있으면 빈혈이 생긴다. 물론 이는 젊은 여성에게도 해당되는데 빈혈이 있다면 우선 진찰을 받고 원인을 밝혀야 한다.

빈혈 예방을 위해서는 철분을 함유한 식품을 많이 섭취하도록 하자. 성인의 1일 철 소요량은 10밀리그램으로 친다. 하지만 폐경 전여성은 생리로 인해 빈혈이 생기기 십상이니 12밀리그램을 기준으로 삼는 편이 좋다. 또 임신 후기나 수유기에는 20밀리그램을 섭취하도록 권장된다.

제1장에서도 다뤘지만 시금치 등 비헴철보다는 고기류의 헴철 흡수율이 높다. 또는 평소에 요리를 할 때 스테인리스 냄비를 사용하면 효과가 있다. 시간을 들여서 조릴수록 냄비에서 철분이 나온다. 토마토 등 산을 함유한 식재료를 추가로 넣어 조리면 더욱 쉽게 나온다.

참고로 알루미늄 냄비는 사용하지 말자. 스테인리스 냄비의 경우 알루미늄 냄비에 조리하면 알루미늄이 나온다. 철은 배출되나 알루미늄은 체내에 쌓인다. 만약 뇌에 쌓이면 치매의 원인으로 작용한다고 알려졌다. 이 인과관계를 오랜 기간 연구한 도쿄도 신경과학 종합 연구소의 가와하라 마사히로가 발표한 자료에도 위의 내용이 기재되었다.[105]

69

아프지 않은 주사로
혈당치를 낮춘다

일주일에 한 번 쓸 펜 형태의 주사는 구세주가 될까

인슐린은 우수한 약이지만 제대로 사용하지 않으면 저혈당 상태에 빠질 때가 있다.

하지만 지금 인슐린 대신 혈당치를 조절해주는 트루리시티(둘라글루타이드)라는 약이 나왔다. 펜 모양을 한 피하주사 타입으로 배, 넓적다리 등에 대고 누르기만 하면 된다. 우리 병원에 오는 환자도 이 약을 극찬한다. 당화혈색소 수치가 무려 2퍼센트 가까이 내려갔기 때문이다. 한 번 쓰고 버리는 타입으로 정말 간단하다. 통증은 거의 없고 저혈당을 걱정하지 않아도 된다. 바늘은 안에 장착되어 보이지 않는 형태라서 공포심을 불러일으키지도 않는다. 게다가 일주일에 한 번만 사용하면 된다. 당질제한과 함께 최신 치료 기법을 적극적으로 활용해보자.

또 내가 당뇨병이나 콜레스테롤에 획기적인 약(제5장 'LDL 콜레스테롤 수치를 극적으로 낮추는 약이 나왔다' 참고)을 소개한 이유는 제약회사 사람들을 위해서가 아니다. 당뇨병이나 심근경색을 간단하게 덜어주는 약이 계속 만들어지는 만큼 100세 장수 시대가 오고 있다는 사실을 알리고 싶어서다. 모두 보험 적용을 인정받은 약이다.

얼굴 마사지는 주름을 늘린다

미용 기구는 주름을 늘리는 쓸모없는 도구

여성 중에는 평소에 열심히 살아온 자신에게 선물하는 뜻에서 에스테틱을 즐겨 방문하는 이들도 있을 것으로 짐작된다. 하지만 마사지에 들일 돈으로 좋은 식재료를 구입하는 쪽을 더 추천한다. 에스테틱에서는 얼굴 전체를 꼼꼼히 마사지 해준다. 즉 문질러 준다. 그것도 상당히 세게 하는 곳이 많다. 하지만 문지르는 행위는 주름을 점점 더 늘게 할 뿐이다.

주름이 생기는 가장 큰 원인은 인류 최대의 적, AGE다. 그리고 주름을 더 빨리 많이 생기게 하고 여러분의 얼굴을 늙게 하는 행위는 피부를 문지르거나 움직이는 것이다.[106] 잘 생각해보자. 주름은 얼굴 중 눈가, 입 주변(팔자주름), 이마, 미간을 자주 움직이기 때문에 생긴다. 눈가는 웃거나 눈을 크게 뜰 때, 입은 말을 하거나 먹을 때 움직이기 때문에 주름이 생기기 쉽다. 이마나 미간을 찡그리는 습관을 가진 사람의 주름은 더욱 깊어져만 간다. 젊을 때는 웃을 때 일시적으로 주름이 생겨도 다시 원래대로 예쁘게 돌아온다. 하지만 나이가 들어 피부의 진피에 AGE가 쌓이면 탄력이 저하된다. 여기에 마사지를 하면 진피의 입체 구조가 무너져 함몰된 피부의 표면에 깊은 주름이 새겨진다.

물론 에스테틱에 종사하는 사람들에게 악의가 있다고 생각하진 않는다. 의학적인 지식을 모르기 때문에 더욱 좋아지라는 마음으로 반대되는 행위를 할 뿐이다. 미용기구도 마찬가지다. 최근에는 롤러식 미용기구가 유행 중이다. 표정 근육을 바로 잡고 혈류를 좋게 하며 주름을 없앤다고 주장하는데 의학적으로는 입증된 사실이 없다. 오히려 문지르는 행위를 통해 주름을 늘릴 가능성이 있다. 세안도 빈번히 하지 않는 편이 좋다.

그렇지만 여성은 화장을 하느라 세안을 하지 않을 수가 없다. 그래도 얼굴을 문지르듯 씻으면 안 된다는 점을 잘 알고 있기에 거품이 풍성한 세안제로 부드럽게 쓰다듬듯 씻는다. 여기까지는 알고 있는데 세안 후 마사지를 하거나 미용기구로 얼굴을 문지르는 일이 모순된다고 생각하진 않는가? 반드시 기억해두자. 주름을 늘리고 싶지 않다면 얼굴은 절대로 문지르지 말자.

마치며

위험한 식품으로부터
스스로를 지키는 일

의학 관련 정보를 접하기가 어려웠던 시절, 우리는 병에 걸리면 근처에 있는 병원에 가는 일 외에 달리 할 수 있는 일이 없었다. 암처럼 중대한 병이 의심될 때는 소견서를 받고 큰 병원으로 옮기거나 기껏해야 거주지에서 가장 큰 대학병원에 방문했다. 즉 환자가 의사나 의료기관을 고르지 못했다.

오늘날은 제법 달라졌다. 우리 병원에도 '책을 읽고', '인터넷에서 찾아보고', '지인에게 소개 받고' 알게 되었다며 방문 예약 전화가 온다. 먼 곳에서 초고속 열차를 타고 왕래하는 환자도 있다. 살기 좋은 세상이 되었다. 어떤 병이든 중요한 점은 환자와 의사의 매칭이다. 환자는 자신이 원하는 의사에게 진료를 받아야 한다.

예전에는 환자에게 거만한 태도로 대하곤 했던 큰 병원도 바뀌고 있다. 미국에서는 '메디컬 컨시어지(medical concierge)'라는 서비스가 주목을 받고 있다. 이 컨시어지는 환자 개개인의 상황을 파악하고, 최적의 치료를 받도록 의사나 치료법을 소개한다. 그런데 내가 오래전부터 해온 일이 바로 메디컬 컨시어지였다. 나는 당뇨병의 전문의지만 머릿속 절반은 당뇨병 외의 것들을 생각한다. 환자에게 가장 우수한 당뇨병 전문의이자 메디컬 컨시어지가 되고 싶기 때문이다.

이번에는 독자 한 분 한 분에게 이러한 나의 뜻을 전하고자 하는 마음 하나로 집필했다. 이 책을 읽고 우리 병원에 오면 좋겠다는 생각 따위는 하지 않았다.

우리를 위협하는 많은 병은 우리의 생활에 의해 생겨난다. 특히 식사가 주는 영향이 상당히 큰데 이에 대해 올바른 지식을 갖추지 않은 채 살아가는 사람이 대부분이다. 이에 대한 원인으로는 식사를 둘러싼 다양한 사정이 있을 텐데, 식품 기업의 불편한 진실에 대해서는 본문에서 충분히 다뤘으니 여기서 다시 반복하지는 않겠다. 하지만 몇 번이라도 강조하고 싶은 점이 있다. 이상하고 위험한 식품으로부터 자신과 소중한 사람을 지킬 수 있는 사람은 자기 자신밖에 없다. 또 무엇을 어떻게 먹는지 식사법에 따라 몸은 완전히 바뀐다. 독자 여러분이 이 책을 최대한 활용하고 건강하게 살아가기를 기원한다.

| 주 |

1 〈뉴잉글랜드의학저널(New England Journal Of Medicine)〉
  1991;325:836-42
  〈사이언스(Science)〉 1992;258:651-53
  〈란셋(Lancet)〉 1994;343:1519-22

2 마이클 모스, 《배신의 식탁》, 최가영 옮김, 명진출판, 2013, 원제《Salt
  Sugar Fat: How the Food Giants Hooked Us》

3 앞의 책

4 앞의 책

5 게리 타우브스, 《왜 우리는 살찌는가》, 강병철 옮김, 알마, 2020, 원제《Why
  We Get Fat: And What to Do About It》

6 〈뉴잉글랜드의학저널(New England Journal Of Medicine)〉
  2011;364:2392-404

7 〈일본농업신문〉 2018년 3월 15일자 뉴스

8 Journal Data Filtered By:Selected JCR Year:2017 Selected Editions

9 W. A. 프라이스, 《식생활과 신체의 퇴화, Nutrition and Physical
  Degeneration》, Benediction Classics, 2010

10 Pottenger's CATS A STUDY IN NUTRITION Francis
   M.Pottenger,Jr.,MD

11 대니얼 리버먼, 《우리 몸 연대기》, 김명주 옮김, 웅진지식하우스, 2018, 원
   제《The Story of the Human Body》

12 〈일본식품성분표 2018, 7판〉 이시야쿠슈판(医歯薬 出版) 편집, 이시야 쿠

슈판

13 일본 코카콜라 주식회사 홈페이지

14 〈에이징(Aging)〉2017;9:419

15 〈Nutrition and Cancer〉2005;53:65-72

16 〈미국국립암연구소저널(Journal of the National Cancer Institute)〉
2004;96:1015-22

17 〈Diabetic Medicine〉1998;15:730-8

18 〈일본의사뉴스〉2012년 2월 20일호

19 독립행정법인 국민생활센터 2017년 8월 3일자 보도발표자료

20 Ann Rheum Dis. 2017;76:1862-69

21 FDA: Code of Federal Regulations-Title 21-Food and Drugs,U.S
Food and Drug Administration(2016)Maryland

22 Thomas, Devlin, 《Textbook of Biochemistry》, John Wiley & Sons,
2010, p. 869.

23 〈뉴잉글랜드의학저널(New England Journal Of Medicine)〉
2008;359:229-41

24 〈뉴잉글랜드의학저널(New England Journal Of Medicine)〉
2012;367:1373-1374

25 〈유럽임상영양학저널(European Journal of Clinical Nutrition)〉
1992;46:161

26 Campbell, Peter N., Smith, Anthony D., 《Biochemistry Illustrated》,
Elsevier Science Health Science div, 2005.

27 장 앙텔므 브리야 사바랭, 《미식예찬》, 홍서연 옮김, 르네상스, 2004.

28 Thomas, Devlin, 《Textbook of Biochemistry》, John Wiley & Sons,
2010, p. 1075.

29 Thomas, Devlin, 《Textbook of Biochemistry》, John Wiley & Sons,

2010, pp. 1074~1075.

30 〈란셋(Lancet)〉 2017;390:2050−62

31 Thomas, Devlin, 《Textbook of Biochemistry》, John Wiley & Sons, 2010, p. 869.

32 FDA: Code of Federal Regulations−Title 21−Food and Drugs,U.S Food and Drug Administration(2016)Maryland

33 〈유럽심장학저널(European Heart Journal)〉 2013;34:1225−32

34 Ferrie, 《리핀코트의 그림으로 보는 생화학 제6판》, 백형환 옮김, 바이오사이언스, 2015, p.465.

35 시모다 유키오, 《대사가이드북 (代謝ガイドブック)》, 기주쓰효론샤(技術評論社), 2014, p. 135.

36 AHA/ACC 2018 Cholesterol Clinical Practice Guidelines

37 〈란셋(Lancet)〉 2017;5:774

38 일본신장학회 편집, 《증거에 기반한 만성신장병 진료 가이드라인 2018 エビデンスに基づく CKD診療ガイドライン》, 도쿄이가쿠샤(東京医学社), 2018.

39 일본신장학회 편집, 《만성신장병 진료 가이드 2012 (CKD診療ガイド)》, 도쿄이가쿠샤(東京医学社), 2012, p. 53.

40 《Brenner and Rector's The Kidney Sixth Edition》 Saunders company 660

41 일본투석의학회 〈2017년말 만성 투석환자에 관한 집계(2017年末の慢性透析患者に関する集計)〉

42 United States Renal Data System 《Prevalence of dialysis per million population, by country, 2015》

43 〈뉴잉글랜드의학저널(New England Journal Of Medicine)〉 1982;307:652−59

44 《Brenner and Rector's The Kidney Sixth Edition》Saunders company 660

45 일본신장학회 편집, 《만성신장병 진료 가이드 2012(CKD診療ガイド)》, 도쿄이가쿠샤(東京医学社), 2012, p. 53.

46 〈영양학저널(The Journal of Nutrition)〉1998;128:11051-1053

47 〈유럽임상영양학저널(European Journal of Clinical Nutrition)〉 2002;56:S42-52

48 〈영국의학저널(The BMJ)〉2018;360:k322

49 《Epigenetics of Aging and Longevity》Academic Press 2018

50 〈에이징(Aging)〉2017;9:419

51 〈Asia Pacific Journal of Clinical Nutrition〉2011;20:603-12

52 곤도 쇼지, 《일본의 장수마을·단명마을 日本の長寿 村·短命村》, 산로드(サンロード), 1991.

53 〈Diabetes Care〉2017;40:1695-1702

54 〈영국암저널(British Journal of Cancer)〉2004;90:128-34

55 일본식이섬유연구회지 2000,4,1-8

56 〈병진의과학회지(Science Translational Medicine)〉 2017 Jun 14;9(394).

57 〈영양학저널(The Journal of Nutrition)〉2017 May;147(5):841-849

58 〈암연구저널(Journal of Cancer Research)〉1993;84:594-600

59 〈영양학저널(The Journal of Nutrition)〉2017 May;147(5):841-849

60 일본식품보장과학회지1997;23:35-40. 농축산업진흥기구 〈월보 야채정보〉 2008(11) 〈야채의 제철과 영양가~제철을 알고, 풍부한 식탁을 즐기자~ 野菜の旬と栄養価 ~旬を知り,豊かな食卓を~〉

61 노구치 이사오, 《씨앗이 위험하다(タネが危ない)》, 닛케이PB(日経BP), 2011.

62 〈뉴잉글랜드의학저널(New England Journal Of Medicine)〉
2014;371:601-11

63 〈영국의학저널(The BMJ)〉 2018;360:k671

64 〈Diabetic Medicine〉 1998;115:730-8

65 'Organic Valley European-Style Cultured Butter' (오가닉 벨리 유러피
안 스타일 발효 버터)

66 〈미국국립암연구소저널(Journal of the National Cancer Institute〉
2003;95:906-13

67 〈공공과학도서관의학(PLOS Medicine)〉 2015;12(9):e1001878

68 일본양조협회지1990,85,518-24

69 〈뉴잉글랜드의학저널(New England Journal Of Medicine)〉
2013;369:2001-11

70 〈뉴잉글랜드의학저널(New England Journal Of Medicine)〉
2018;378:e34

71 〈Archives of General Internal Medicine〉 2010;170:821-27

72 〈임상종양학저널(Journal of Clinical Oncology)〉 2018;36:1112

73 〈뉴잉글랜드의학저널(New England Journal Of Medicine)〉
2013;368;1279-90 다만, 프로토콜 일탈이 지적되어 2018년에 다시 검증
을 실시했다(〈New England Journal Of Medicine〉 2018;378:e34)

74 영양학회지 1993;51:251-8

75 〈미국임상영양학저널(The American Journal of Clinical Nutrition)〉
2017;105:842

76 〈유럽임상영양학저널(European Journal of Clinical Nutrition)〉
1992;46:161-6

77 〈미국임상영양학저널(The American Journal of Clinical Nutrition)〉
2017;105:842

78 영양학회지 1993;512;51−8

79 〈미국내과학회지(JAMA Internal Medicine)〉 2018;178;1086−97

80 〈내분비학저널(Endocrine Journal)〉 2009,56(3),459−468

81 〈란셋(Lancet)〉 2018;39;1513

82 〈란셋(Lancet)〉 2015;386;2145−91

83 2017년 국립연구개발법인 의약기반·건강·영양연구소 보고

84 곤도 쇼지, 《일본의 장수마을·단명마을(日本の長寿 村・ 短命村)》, 산로드 (サンロー ド), 1991.

85 〈영국의학저널(The BMJ)〉 2012;344;e1454

86 〈Diabetes Care〉 2017;40;1685−94

87 〈Nature Medicine〉 2019;25;165−75

88 〈미국임상영양학저널(The American Journal of Clinical Nutrition)〉 2017;106;162−67

89 〈노화 임상 및 실험 연구(Aging Clinical and Experimental Research)〉 2009;211;182−190

90 〈미국노인의학저널(Journal of the American Geriatrics Society)〉 2009;57;1874−80

91 〈The Journals of Gerontology Series A Biological Sciences and Medical Sciences〉 2007;72;427−33

92 〈미국임상영양학저널(The American Journal of Clinical Nutrition)〉 2007;85;1236−43

93 〈Diabetic Medicine〉 2013;30;1487−94

94 〈Diabetes Care〉 2017;40;1695−1702

95 〈Obesity Research & Clinical Practice〉 2014;8;e249−e257

96 〈미국임상영양학저널(The American Journal of Clinical Nutrition)〉 2017 105;1351−61

97 〈Diabetes Care〉 2015;38:1820−6

98 〈란셋(Lancet)〉 2017;390:1962−71

99 AHA/ACC 2018 Cholesterol Clinical Practice Guidelines

100 〈뉴잉글랜드의학저널(New England Journal Of Medicine)〉 2017, 377:1119−31

101 〈Human Psychopharmacology〉 2002,17:267−77

102 〈뉴잉글랜드의학저널(New England Journal Of Medicine)〉 2006;354:795−808

103 〈영국의학저널(The BMJ)〉 2018;360:k671

104 일본신장학회 편집,《만성신장병 진료 가이드 2012(CKD診療ガイド 2012)》, 도쿄이가쿠샤(東京医学ㄴ社), p.32.

105 〈The Bulletin of the High Institute of Public Health〉, 42(4):1993 520(치매의 위험인자 알루미늄)

106 이마야마 슈헤이,《스킨케어를 과학한다(スキンケアを科学 する)》, 난코도(南工堂), 2008.

- Campbell, Peter N. & Smith, Anthony D., 《캠벨 스미스 도해 생화학》, Elsevier Science Health Science div, 2005, 원제 《Biochemistry Illustrated》
- Devlin, Thomas, 《데블린 생화학 원서 7판》, John Wiley & Sons, 2010, 원제《Textbook of Biochemistry, 7/E》
- Ferrier, 《리핀코트의 그림으로 보는 생화학 원서 7판》, Lippincott W&W, 2017, 원제 《Lippincott Illustrated Reviews Biochemistry, 7/E》
- McDornld, Roger B., 《노화의 생물학》, 장원구 옮김, 월드사이언스, 2017, 원제《Biology of Aging》
- Rodwell, 《하퍼 생화학 원서 30판》, McGraw-Hill, 2015, 원제 《Harper's Illustrated Biochemistry 30/E》
- W.A.프라이스, 《식생활과 신체의 퇴화》, Benediction Classics, 원제 《Nutrition and Physical Degeneration》, 2010.

- 곤도 쇼지, 《일본의 장수마을·단명마을(日本の長寿村·短命村)》, 산로드 (サンロード), 1991.
- 다가와 구니오, 《몸의 생화학 제2판 개정(からだの生化学)》, 타카라바이오 (タカラバイオ), 2008.
- 로버트 러스티그, 《단맛의 저주》, 이지연 옮김, 한국경제신문사, 2014, 원제《Fat Chance》
- 마이클 그레거·진 스톤, 《의사들의 120세 건강 비결은 따로 있다1,2》, 홍영

준·강태진 옮김, 진성북스, 2017, 원제《How Not to Diet》

- 마이클 모스, 《배신의 식탁》, 최가영 옮김, 명진출판, 2013, 원제《Salt Sugar Fat: How the Food Giants Hooked Us》
- 마키타 젠지, 《건강검진의 90%는 잘못됐다(人間ドックの9割は間違い)》, 겐토샤(幻冬舎), 2015.
- 세가와 시로, 《건강 식품 노트 健康食品ノート》, 이와타미쇼텐(岩波書店), 2002.
- 시모다 유키오, 《대사가이드북(代謝ガイドブック)》, 기주쓰효론샤(技術評論社), 2014.
- 와타나베 유지, 《먹으면 안 되는 10대 식품첨가물》, 김정환 옮김, 싸이프레스, 2014, 원제《体を壊す10大食品添加物》
- 일본신장학회 편집, 《만성신장병 진료 가이드 2012(CKD診療ガイド 2012)》, 도쿄이가쿠샤(東京医学社)
- 제이슨 펑, 《비만코드》, 제효영 옮김, 시그마북스, 2018, 원제《The Obesity Code》
- 팀 스펙터, 《다이어트 신화》, 조호근 옮김, 서커스(서커스출판상회), 2018, 원제《Diet Myth》
- 医歯薬出 편집, 《일본식품성분표 2018 7판》, 이시야쿠슈판(医歯薬出版).

또 이 책에 기재된 영양소, 칼로리 섭취량 등의 데이터에 대해 특별한 기재가 없는 부분은 일본 후생노동성의 〈일본인 식사 섭취 기준 2015년판〉에서 일본인 성인 데이터를, 아울러 식품 성분량에 대해 특별한 기재가 없는 부분은 〈일본식품표준성분표 2018〉을 참고한 것이다.

■ 일러두기

이 책에 나오는 식사법이나 치료법은 저자가 가장 신뢰할 수 있다고 판단한 자료를 근거로 소개했다. 또 어디까지나 일반인을 대상으로 한 내용인 만큼 모든 사람에게 동일하게 적용된다고 약속하기 어렵다. 의사 또는 근처 의료 기관에 상담한 후 스스로에게 맞는 방법을 찾아서 잘 실천하기를 바란다.

옮긴이 **문혜원**

가톨릭대학교 일어일본문화학과를 졸업하고 글밥 아카데미를 수료했다. 현재 일본 동경갤러시일본어학교에 재직 중이며 전문 번역가로 활동하고 있다. 책 한 권으로도 인생이 풍요로위지는 경험을 많은 이들과 공유하고 싶다. 옮긴 책으로는《좋게 말하면 좋을 텐데 말이야》《투명한 보석비누 교과서》《내장지방 빼는 최강의 비결》《손수 만든 채소 절임 요리 315》등이 있다.

식사가 잘못됐습니다 2

초판 1쇄 발행 2020년 12월 18일
초판 5쇄 발행 2023년 9월 1일

지은이 마키타 젠지
옮긴이 문혜원
펴낸이 신경렬

상무 강용구
기획편집부 최장욱 송규인
마케팅 신동우
디자인 박현경
경영지원 김정숙 김윤하
제작 유수경

표지 본문 디자인 엔드디자인

펴낸곳 ㈜더난콘텐츠그룹
출판등록 2011년 6월 2일 제2011-000158호
주소 04043 서울시 마포구 양화로12길 16, 7층(서교동, 더난빌딩)
전화 (02)325-2525 | 팩스 (02)325-9007
이메일 book@thenanbiz.com | 홈페이지 www.thenanbiz.com

ISBN 978-89-8405-707-4 03510